湛庐文化
Cheers Publishing
a mindstyle business
与 思 想 有 关

温蒂·铃木

纽约大学神经科学教授

打通身心连接

引领锻炼健脑新风潮

启程 从明星梦到学霸梦

童年时，温蒂的梦想是成为一名百老汇明星。然而，尽管她的父亲是狂热的百老汇粉丝，却显然对女儿的未来抱着更加实际的态度，希望她长大后能够做一名医生、律师或学者。温蒂没有辜负家人的期望，从小就是学霸，对数学、生物学和解剖非常感兴趣，立志成为"精英中的精英"。当其他女生依然做着明星梦或是忙着与男生谈情说爱时，她把全部时间和精力都投入了学术之中。

高中毕业后，温蒂如愿以偿地进入加州大学伯克利分校。在大一第一学期的"大脑与大脑的潜能"研讨班上，她被大脑及其复杂的可塑性深深吸引，毫不犹豫地选择了神经科学作为毕生钻研的对象。梦中光辉灿烂的百老汇舞台逐渐淡去，温蒂成了一只藏在实验室里的"小白鼠"。

巅峰 理工女揭开记忆之谜

以优异的成绩本科毕业后，温蒂前往加州大学圣迭戈分校继续攻读神经科学博士学位，研究记忆的神经基础。最终，她的博士论文被美国神经科学协会授予享有盛誉的林斯利奖。在全美医学研究院做了几年博士后之后，她来到纽约大学任教，并建立了自己的神经科学实验室。不问世事埋首学术的温蒂在即将步入 40 岁时最终收获了美国国家科学院颁发的托兰研究奖，以及纽约大学的终身教职。她在工作上可谓非常成功，然而却感到并不幸福。

转变 做一场改变人生的实验

39 岁的温蒂虽然工作顺利、学术成就斐然，但却身体超重、缺乏社交，感觉人生失去了方向。一次南美漂流旅行中，她惭愧地发现，自己的身体还不如同行的小孩和老人强壮，这件事令她终于下定决心要改变自己。温蒂开始参加锻炼、节食减肥、外出约会，渐渐地，她的身体变得更加健康，头脑更加灵活，心情也更加开朗。作为一名神经科学家，她切身体会到了通过锻炼改造身体和大脑的力量，这种神奇的力量不但点亮了她的人生，也为她带来了新的研究灵感。

◆ 她是世界知名的神经科学家，为揭开大脑记忆之谜做出卓越贡献，获奖无数；

◆ 她是突破自我极限的勇敢者，从实验室宅女到健身大师华丽变身，不断追求着更完美的人生之路；

◆ 她是锻炼健脑新风潮的领头人，以一己之力将大脑健康理念传播到世界各地，帮助无数人开启了属于自己的幸福人生。

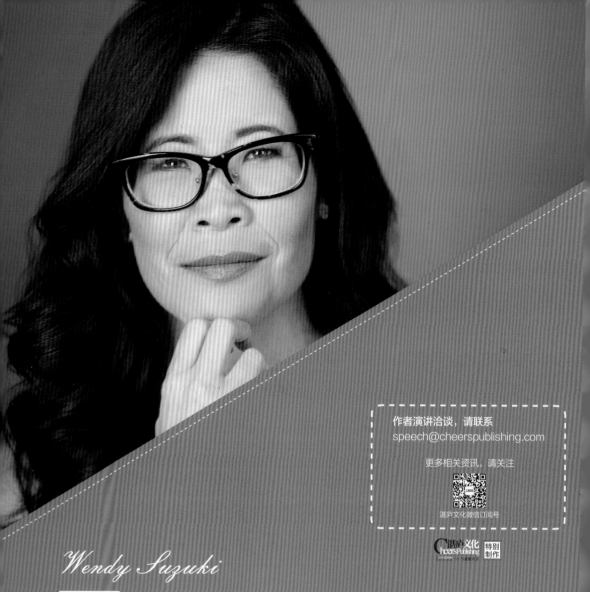

作者演讲洽谈，请联系
speech@cheerspublishing.com

更多相关资讯，请关注

湛庐文化微信订阅号

湛庐文化 特别
cheersPublishing 制作

Wendy Suzuki

新的开始 开创锻炼健脑的新世界

　　温蒂首先从自己的学生入手，开始进行实验。她在课堂上带领学生进行身体锻炼，学期末时测量学生认知能力的提高情况。温蒂发现，锻炼能够促进大脑的认知能力，让人变得更聪明、更专注、更富有创造力，还能帮助人们抵抗压力、提升积极情绪。这些发现不仅推进了科学界对身心关系的理解，更为大众如何健康和幸福地生活指出了一条实践之路。通过温蒂大力宣传，她的发现帮助全球各地的无数人开启了自己的幸福人生。

图片来源：Matt Simpkins

Healthy Brain, Happy Life

A Personal Program to Activate Your Brain and
Do Everything Better

锻炼改造大脑

女性版

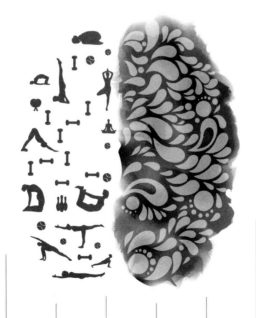

[美] 温蒂·铃木（Wendy Suzuki）
比利·菲茨帕特里克（Billie Fitzpatrick） ◎著

黄珏苹◎译

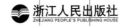

浙江人民出版社
ZHEJIANG PEOPLE'S PUBLISHING HOUSE

献给爸爸妈妈，
我爱你们！

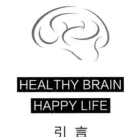

一场改变人生的实验

有一天，我醒来时突然意识到，自己从没有真正生活过。我快 40 岁了，获得过许多奖项，是世界知名的神经科学家。很多人认为我拥有了一切，因为我实现了一生的梦想，是一位终身教授并广受尊重，在纽约大学拥有自己的神经科学研究实验室，而且实验室非常成功。出于很多原因，取得这些了不起的成绩是极其困难的。

我读研究生时，研究生院的男女比例为 1∶1，因而我有许多女性朋友。而现在，这些朋友已经渐渐远离了科学领域。她们放弃科学追求的原因与其他女性放弃事业的原因具有一些共同点：丈夫在某个地方找到了一份工作，但那里没有适合她们的科研工作；中断工作去生育，然后发现很难或者不可能重返岗位了；研究基金申请的竞争极其激烈，让人灰心丧气；或是厌倦了工作时间长而收入低的科研工作，找到了其他可以施展才华和发挥创造力的工作。像我一样坚持从事科研工作的女性简直是凤毛麟角。具体来说，从美国的研究生院到大多数重要研究机构，女性科研人员的平均占比像坐过山车一样从 50% 降到了 28%。对女性来说，这就好像一个荧光闪烁的大霓虹灯，上面写着：

"小心：在这个行业里生活，挑战巨大！"

尽管统计数据令人沮丧，但我仍坚持从事科学工作。我在享有盛誉的科学期刊上发表了许多文章，因对大脑记忆功能的解剖和生理基础的研究而获奖无数。我是女性科学工作者的楷模，深受同行们的尊重。从表面上看，我事业成功，拥有无懈可击的履历。我也热爱科学，这千真万确。

那还会有什么问题呢？嗯……其他的一切都是问题。

老实说，我的生活相当令人沮丧。虽然我拥有梦想中的事业，但我没有社交生活，目前也没有男朋友。我与系里同事以及实验室成员的关系紧张。当系里一位和我一起教书的老同事在最后一刻决定由他来出考卷、判考卷并设计实验室练习时，我完全无力反驳。当一名和我一起做研究的学生私自决定从研究中抽出大量时间从事教学工作时，我被激怒了。对于如何与实验室中的其他科学工作者交往，我所知的唯一方式就是工作，或者说得更准确些，就是非常努力地工作。我没法和他们谈论生活中的任何事情，因为在我看来，生活中没有其他事情。对了，我有没有提到自己很胖？我超重了 10 公斤。

我感觉很痛苦，有生以来第一次完全失去了方向。我真的非常擅长从事科学工作、拓展我的事业，但似乎非常不擅长生活。不要误会，我热爱工作，始终对科学充满了热情，但是，我的人生只有工作就够了吗？

接下来，我惊恐地意识到，自己对一些重要的事情真的一无所知。

当一位女性科学家发现，除了科学她错过了其他一切时，该做些什么呢？

拿我来说，我决定对自己做个实验，一个改变我人生道路的实验。

在过去几年里，我赌上了自己长达 20 年的神经科学研究成果，放手一搏。我冒险走出科学世界，发现了一个充满健康与快乐的全新宇宙。具有讽刺意味的是，它恰好把我带回了起点。我的内心发生了巨大的，几乎是全盘性的改变。

我决定改变自己的命运，不再做一只实验室小白鼠。当时我是一个超重的中年女人，虽然在科学领域取得了很多成就，但我似乎搞不懂如何做一个既拥有鼓舞人心的事业，又拥有良好人际关系的健康、幸福的女人。我处于人生的低谷，只能自我激励。我不希望 10 年后，也就是当我 50 岁的时候，每天早上醒来只觉得人生一片空虚，仅是发表了更多论文、获得了更多奖项、得到了更多的实验成果。我想要更多。

我想要的是不是太多了？一个人是不是注定只能成就一件事，只能选择一条道路？

每个人不是都有很多面吗？在追求事业、家庭或同时追求这两者的过程中，你放弃了什么？如果有机会，你是否愿意与自己缺失的那一面建立联系？那一面可能富有创造力、有趣、生气勃勃、充满童趣，它驾驭着生活，就像参加竞技表演的牛仔女孩骑在突然弓背跃起的公牛上。我的回答是："是的，我愿意与其建立联系！"

因此，在人到中年时，我开始着手处理看似被迫分离的两部分自我，让自己变得幸福。当然，市面上有很多关于什么是幸福以及如何让自己幸福的书籍。通过阅读，我得出的结论是，幸福完全取决于你的态度，以及你能否将内在情绪的天平从消极转变为积极。幸福似乎还需要某种形式的自我许可，比如，不再做禁欲主义的受害者，只从是否富有成果的角度来做出评判，而是允许自己冲破藩篱，进行探索与创造。我还认识到幸福与决定、自由意志有关。要想获得幸福，就需要积极、主动地去追求它，而不应该等着别人把幸福装在系着红色蝴蝶结的礼物篮中寄给你。

然而，作为一名科学家，我觉得自己需要一些更实际、更科学的方法。为什么不把我所熟知的神经科学应用到生活中呢？我意识到，要想幸福，我必须使用整个大脑，而不只是用来做神经科学实验的那部分。我意识到，自从在纽约大学创立实验室并从事教学工作以来，我就停止使用或者说极少使用我的绝大部分大脑了。我清楚地感觉到，这部分未被使用的大脑已经开始"枯萎"。

例如，我运动脑区中的大部分都没有被用到，因为我从来不运动。跟我用来设计新实验、遵循规则和评判自我的脑区相比，我感觉脑区中与科学无关的创造力部分，以及与冥想、灵性有关的部分简直就像荒芜的沙漠。而所有掌管科学技能的脑区则生机勃勃，像亚马孙雨林一样苍翠茂盛。我意识到，迈向幸福的第一步应是和自己的整个大脑建立联系。不过，得到幸福需要做的可不止这些。

尽管我深深地热爱并重视大脑，但我也知道大脑不代表一切，我们拥有与大脑相连的身体，它使我们可以与世界进行互动。而且不只是我的部分大脑没有得到刺激，我的整个身体也都被忽略了。我不仅需要让自己荒芜的脑区兴奋起来，还需要让身体运转起来。从本质上讲，我慢慢懂得，**幸福不仅来自平衡地使用所有脑区，也来自将大脑与身体连接起来。**

令人吃惊的好消息是，当我们开始激活大脑、建立大脑与身体的连接时，当我们全面地使用大脑并发掘出身体与大脑之间密不可分的美好联系时，我们便拥有了改善大脑的不可替代的独特方法。换句话说，我们会使自己的思维变得更加敏锐，并且会增加大脑的记忆容量。我们可以学会如何利用环境（包括身体）中好的方面，避免不好的方面（如压力、消极思想、创伤或上瘾现象等）。

我的幸福之旅始于定期的有氧运动，附加少量的瑜伽练习。要知道，之前我以"沙发土豆"的方式生活了很多年。我看到并感觉到自己的身体变得更强壮了，锻炼对我产生了神奇的作用。它让我对改善自己的体形有了全新的信心，而我从孩提时代起就失去了这种信心。我开始觉得自己健壮有力，甚至有一点点性感，这让我心情好极了。

我锻炼得越多，获得的益处便越多。我的身体在不断适应新事物，事实证明，我的大脑也对此喜欢极了，我不仅心情变好了，而且记忆力和注意力也得到了改善。我开始更多地享受生活，压力水平降低了，觉得自己更有创造力了。我甚至把对锻炼的热情应用到了科学事业上，开始探索提出问题的不同方式，思考以前从没想过的新课题。

最神奇的事情可能是，这种焕然一新的信心、体形和好心情开始瓦解我多年来养成的"科学家人格面具",即枯燥乏味、控制欲强、只知道埋头研究的工作狂一面。我感到自己正在发掘内心潜藏已久的热情,正在拥抱快乐。

然而,激活大脑、利用身心连接的力量,从而获得幸福的神秘武器正是神经科学,它就像阿拉丁的神灯。我逐渐意识到,自己就是神经科学应用的最佳例子,我对身体所做的一切改变了我的大脑,把它改造得更好了!一旦明白了这些,我就知道自己不会再回到从前了。我发现,当我花时间发掘自身更多的维度时,自己就变得更加完美,生活更加丰富了。我会百分之百积极地为生活幸福做出改变,控制消极的思维模式,保持专注并坚持实现目标。因此,我想说的是,从神经科学的角度来看,你也能改造自己的大脑从而拥有幸福生活。

如今我 49 岁了,健康快乐,拥有活跃、有趣、令人羡慕的社交生活,而且可以像以前一样投入地工作。我到世界各地演讲,在大会上发言。我的演讲对象有其他神经科学家、医生、名人以及各个年龄段的孩子们。由于每个人对大脑知识都很感兴趣,因此我的演讲邀约非常多。我做过 TED 演讲,也到"The Moth"的舞台上讲过故事,我还给许多学者做过专场演讲。但是我始终没有忽视使我走上改变之路的定期锻炼。事实上,我不仅在纽约大学的本科生神经科学课上引入了身体锻炼这一实践任务,而且面向纽约大学的全体学生和所有纽约市民也分别开设了锻炼班,每周免费授课。可以说,我每天都在实践自己的观点。

在《锻炼改造大脑》中,我想与你分享获得幸福生活的方法,那是我快 40 岁时所渴望的幸福生活,我还想与你分享这种改变背后的科学原理。从现在起,你在新闻中听到的所有关于神经科学和大脑的研究都与你息息相关。我在这本书中提供给你的建议和见解不仅基于我自己的经历,而且基于过去以及现在的所有神经科学研究成果。这就是我将这本书视作个人生活改造计划的原因。它不是一本按图索骥的手册,相反,它是一本具有灵活的建议、窍门,并且兼顾科学事实的指南。它将有助于你改变、成长,并尽可能多地利用具有很强可塑性的大脑。

我还会分享一些引人入胜的大脑故事，它们来自我和其他杰出神经科学家们的研究工作。这些故事会告诉你，我们是如何逐渐认识人类大脑的，以及大脑研究中还存在什么空白领域。

本书也会提供一些实用性的建议，从而使得神经科学的核心知识可以被应用到你的日常生活中。此外还提供了一些"4 分钟快速健脑"的工具，它们可以使你快速调动大脑的能量，帮你恢复精力、改善情绪和思维。"4 分钟快速健脑"使神经科学的概念具象化了，可以为每个人所用。当你需要找到通向大脑的捷径，让大脑活跃起来，但又没有时间或意愿定期锻炼时，那就使用"4 分钟快速健脑"吧！

你准备好通过改造大脑来启动新生活了吗？那好，让我们现在开始吧！

你还在跑步机上卖力健身？
我们已进入了"健脑"的新纪元。
短短 4 分钟的锻炼就能"重启"大脑，
帮你恢复精力、改善情绪！
扫码关注"湛庐教育"，
回复"锻炼改造大脑"，
快速掌握抵抗压力的 8 个小技巧。

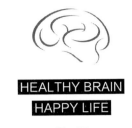

HEALTHY BRAIN
HAPPY LIFE

目 录

第二部分
以锻炼改造大脑

你不是一个人在读书！
扫码进入湛庐"心理、认知与大脑"读者群，
与小伙伴"同读共进"！

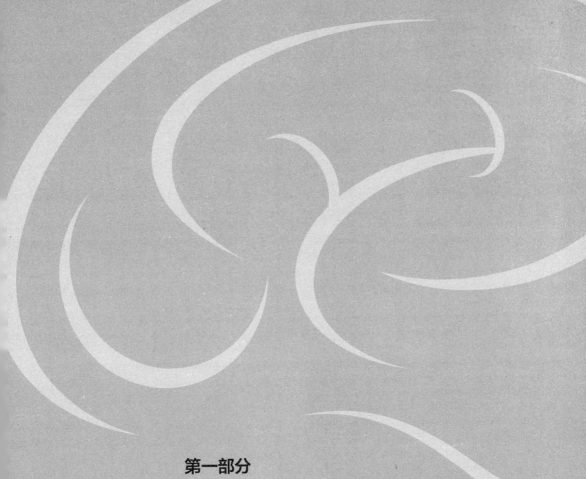

第一部分

与大脑结缘

HEALTHY **BRAIN**

HAPPY LIFE

A Personal Program to Activate
Your Brain and Do Everything Better

第 1 章

终生可塑的大脑

我与大脑的一见钟情

在立志成为科学家之前，我梦想当一名百老汇明星。我的父亲是一名电气工程师，他可能是我见过的最忠实的百老汇粉丝了。每当百老汇到旧金山巡演时，他都会带我们去看，旧金山距离我的家乡森尼韦尔市只有一小时车程。我看过 85 岁的尤尔·伯连纳（Yul Brynner）表演的《国王与我》，98 岁的雷克斯·哈里森（Rex Harrison）表演的《窈窕淑女》和理查德·伯顿（Richard Burton）年迈时表演的电影《圣城风云》（Camelot）。我是看着秀兰·邓波儿的作品和所有好莱坞经典音乐剧长大的。每年电影院放映《音乐之声》时，爸爸都会带我和哥哥去看，我们前后看了不下 20 遍。我幻想自己是朱莉·安德鲁斯、雪莉·琼斯和秀兰·邓波儿的完美结合。在做白日梦时，我会不自觉地唱起歌，幻想自己可爱而非常勇敢地扭转败局并赢得白马王子的爱慕，仿佛这一切都可以一下子实现。

尽管我爸爸喜爱百老汇的一切，但他显然还是希望我从事某种严肃的工作。我是第三代日裔美国人，我的祖父于 1910 年来到美国，在西海岸建立了当时最大的日语学校。家族里的长辈们对他们的孩子都抱有很高的期望，我并不是说他们用言语表达过这些高期望，他们从来也不必这样做，但我就是知道我应该在学校努力学习，追求他们引以为傲的严肃职业。我一直知道我只有三种职业选择：医生、律师或某个专业的学者。总之，听起来名头越大越好。我没有对抗过他们的这些期望，他们让我觉得这都是合理的。

在很早之前，事实上是在基础教育六年级时，我就开始了一生的科学追求。当年的科学老师特纳先生教我们认识人体骨骼，他的考试方式是让我们把一只手伸进一个黑箱子里，通过触摸来分辨骨骼。我太喜欢这门课了，完全没有感到局促不安，这种形式的挑战反而让我非常兴奋。当第一次解剖猪和青蛙时，我甚至变得更加兴奋。尽管它们的气味让人感到恶心，但我知道我必须进行更多探索。小小的器官是如何紧密而完美地组合在猪的身体里的？它们又是如何无缝地协同工作的？如果猪的身体内部结构是这样的，那么人体构造看起来又是什么样的呢？从我第一次闻到福尔马林那令人窒息的气味起，生物解剖的过程便引发了我的无限遐想。

我身体中潜藏的科学家属性还对跳跳糖非常着迷。当班级里其他孩子满足于跳跳糖在他们舌头上爆炸的感觉时，我却想搞明白是什么触发了这些爆炸，如果把它们和其他一些东西，比如碳酸苏打水、热茶或冰水一起放在嘴里，会有怎样不寻常的感觉或化学体验。不幸的是，妈妈认为这些实验有让人窒息的危险，因此我的探索过程很快就停止了。

我的高中数学老师特拉沃利先生慈爱地引导我探索三角学中蕴藏的美与逻辑性。我非常喜爱数学等式的优美，如果我算得正确，它们就能够揭开原始世界的谜底，让等号两边保持平衡。我已经感觉到学好数学是我想从事研究工作的关键（虽然在高中时我还不知道自己想做什么），我刻苦学习以取得全班最好的成绩。特拉沃利先生用他那抑扬顿挫的意大利口音一遍又一遍地对我们说，我们这些在高中便学习大学预科课程的学生是"精英中的精英"。我把这既看作鼓励，也看作庄严的责任，充分发挥了我在数学方面的潜力。我从小就是一个严肃认真的孩子，后来我成了更加严肃认真的青少年。

随着渐渐长大，看电影成了我心中百老汇式激情的唯一寄托。我拜托父母允许我去看《周末夜狂热》（*Saturday Night Fever*），我告诉他们那是一部"音乐片"，却没有提及电影是限制级影片。当父母意识到我看的是什么样的电影时，他们很不高兴。后来我痴迷于类似《辣身舞》（*Dirty Dancing*）这样的电影，虽然自从小学时学了点儿芭蕾和踢踏舞之后，我再也没有上过一节舞蹈课，但我会在看电影时，想象自己毫不费力地和约翰·卡索（Johnny Castle）一起热舞，大出风头。

念高中时，我生活的天平发生了严重偏移，百老汇闪烁的灯光在我心中逐渐变得暗淡，我成了一名踏实刻苦、发愤图强的学生，终日宅在家里，完全过着科学"极客"的生活。当我回忆起高中时自己的形象时，它仿佛就在眼前：弓着背，一脸严肃，抱着一大摞书，在穿过走廊时尽量不引起别人的注意。是的，每当在电视上看到我最喜欢的音乐剧时，我的百老汇明星梦仍会浮现，但是在那个时候，这些梦想都被深锁在家中的小房间里，而那个用功的"极客"女孩在现实中接管了我的生活。我完全沉浸在学习中，门门功课拿到 A，并进入了最好的大学。甚至在学习期间，我连想起那些梦想的时间都没有，更不用说安排它们与我热爱的科学、数学并存了。

我的性格极其腼腆，在高中时完全没有勇气和任何人约会。我在学校网球队待了 4 年，我怎么可能放弃网球啊！我的妈妈是积极、热情的业余网球选手，她要求我一年到头都要打网球，并且每年夏天都会把我送去网球夏令营。父母认为打网球能让我更全面地发展，但事实上，我极需要的是教我如何与男孩相处的夏令营。好吧，我从来没有去过那样的夏令营，因此在初中和高中阶段我从来没有约会过，也没有参加过一次毕业舞会。换句话说，如果有为书呆子式的科学"极客"举办的美国壁花小姐①比赛，我一定会夺冠。

人们对于没有约会、令人讨厌的科学书呆子的刻板印象都是真的吗？嗯，我用事实证明了它们是真的。

投身实验室的"小白鼠"

尽管我对科学的着迷、优秀的成绩以及对学习的干劲都没有为我赢得约会，但它们把我引向了一个好地方，虽然当时我还不确定自己想从事哪种科学研究事业，但我知道了自己想在什么地方求学。加州大学伯克利分校距离森尼韦尔市很近，也是我家人的母校。是的，我曾不太认真地考虑过去其他大学上学，甚至还想过去东海岸的韦尔斯利学院求学，但我太爱加州大学伯克利分校那美丽的校园和镇上古怪而酷酷的氛围了，我知道那是适合我的学校。之后，我申请了加州大学伯克利分校并成功被录取，这使我在那个春天成了名义上最幸福的女孩。我很快收拾好行装，对这趟新的冒险旅程简直迫不及待。

事实证明，我没用多长时间就找到了自己热爱的学术领域，它以大一新生研讨班的形式出现。在加州大学伯克利分校的第一学期我便参加了"大脑与大脑的潜能"研讨班项目。教我们课的是著名神经科学教授玛丽安·戴蒙德（Marian C. Diamond）。班上只有 15 名学生，这使得我们可以和老师进行更直接的互动。

我永远忘不了第一天上课时的情形。

---

① 壁花（wallflower），指的是在舞会中没有舞伴而坐着看的人。此处为作者自嘲。——译者注

首先，给我们上课的真的是著名的戴蒙德教授本人，她像科学摇滚巨星一样站在教室前面，高高的个子，金色的蓬松发型显得她无比高大，她拥有运动员般的体格，充满了自信。她穿着优雅的丝绸衬衫和裙子，外面套着雪白的实验室大褂。

其次，戴蒙德教授面前的桌子上放着一个印花大帽盒。在对我们表示欢迎后，她戴上了一副橡胶手套，打开帽盒，慢慢地、"含情脉脉"地捧出一个经过保鲜处理的人类大脑（见图1-1）。

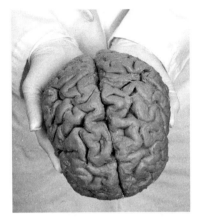

图1-1 人类的大脑

那是我有生以来第一次看到真的大脑，我完全被它迷住了。

戴蒙德教授告诉我们，她手里拿着的是人类已知的最复杂的东西。正是这个器官限定了我们如何看、如何尝、如何闻以及如何听周遭的世界；它限定了我们的性格特征，使我们可能在转眼之间破涕为笑。我现在仍然记得她捧着大脑的样子，她手中捧着的这个东西曾经是某个人的整个生命，决定了那个人的存在。她尊重这个令人敬畏的事实，这体现在她对待那个宝贵的人体组织的方式上。

大脑的外表呈浅棕色，后来我才知道那种颜色主要来自保存大脑的化学物质。大脑的顶部看起来像不规则的粗管子组成的致密团块。大脑整体呈椭圆形，一端稍微比另一端宽些。当戴蒙德教授把大脑转向侧面让我们观看时，我看到了大脑更多复杂的结构。我第一眼就明显地看出，左右脑各自分成了不同的部分，即脑叶。

Tips 大脑课堂

大脑的各个部分

神经科学家曾经认为，大脑不同的分区掌管着各种特定的功能，但现在我们知道这种说法存在局限性。虽然特定的脑区确实具有特定的功能（参见以下清单），但我们一定要记住的是，所有脑区互相连接着，就像一个巨大而复杂的网络。

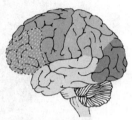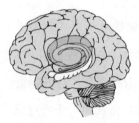

◆ **额叶**：额叶在大脑的前部，其中容纳着非常重要的前额叶皮层（构成了额叶的前部），被称为人格的所在地，也是负责计划、注意、工作记忆、决策，以及管理社交行为必不可少的脑区。初级运动皮层的作用是让我们可以移动自己的身体，它构成了额叶最靠后的部位。

◆ **顶叶**：这部分脑叶对于视觉—空间功能很重要，它协同额叶帮助我们做出决策。这部分皮层使我们能够感受到来自身体的感觉，所以也被称为初级触觉皮层，它位于顶叶的最前面。

◆ **枕叶**：这部分脑叶使我们能够看到东西。

◆ **颞叶**：这部分脑叶与听觉、视觉和记忆有关。

◆ **海马**：它位于颞叶的深处，对形成长时记忆非常重要。海马还涉及情绪和想象的一些方面。

◆ **杏仁核**：它对加工情绪（比如恐惧、愤怒和吸引力）以及针对情绪做出反应很重要。杏仁核位于颞叶内部的深处，恰好在海马的前面。

◆ **纹状体**：当把大脑从中间切开时，我们便能很清楚地看到纹状体。它与运动功能有关，在如何形成习惯（以及人为什么会积习难改）上发挥着重要作用。它还是大脑奖赏系统的组成部分，与成瘾密切相关。

就像所有优秀的老师一样，接下来戴蒙德教授把乍看起来复杂到无法理解的大脑知识用浅显易懂的方式解释给我们听。她告诉我们，这个复杂的人体组织其实仅由两种细胞构成：神经元和神经胶质。神经元是大脑的"骨干成员"，每个神经元包含一个细胞体，细胞体是神经元的控制中心。输入结构被称为树突，它们的外形看起来就像树枝，用于接收进入细胞体的信息。而细细的输出结构则被称为轴突，它同样有很多分支（见图 1-2）。

神经元与身体中其他细胞的不同之处在于，它们能够通过短暂的电活动爆发来进行沟通，短暂的电活动爆发被称为动作电位或峰电位。一个神经元的轴突与另一个神经元的树突之间的交流发生在两个神经元之间特殊的通信点上，这个通信点被称为突触。大脑所有功能的基础就是这种大脑的电"交谈"，即轴突与树突间的通信。

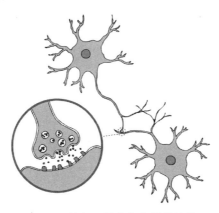

图 1-2　神经元及它们之间的连接

那么神经胶质是怎么回事？"胶质"字面的意思是"胶水"，这些细胞之所以被这样命名，是因为 19 世纪的科学家误以为它们的作用是避免大脑散开。虽然有些胶质细胞确实发挥着类似脚手架的作用，但现在我们知道了，它们对神经元具有各种不同的支持作用。胶质细胞为神经元提供营养和氧气，它们构成了神经元特别的外层，即髓鞘，正常的突触传导离不开髓鞘。胶质细胞可以攻击细菌，是大脑的清洁大军，它们可以除掉死亡神经元的残骸。令人激动的新证据显示，胶质细胞甚至在某些认知功能（包括记忆）上发挥着重要作用。很多神经科学家认为，神经胶质的数量是神经元的 10 ~ 50 倍之多，但最新的研究对这个常常被提及的统计数字提出了质疑，因为最新研究显示它们的数量比例接近 1∶1。

戴蒙德教授说，如果我们有一大桶神经元和一大桶神经胶质细胞，那么至少从理论上说，我们可以用它们制造出一个大脑。但是我们需要解决的重要谜题是，如何把这些神经元和神经胶质组合在一起，才能像真实的大脑那么精致迷人，时而完美，时而不完美，时而正确，时而失误。在那天，我了解到戴蒙德教授的研究主题是，搞明白这些连接以及大脑是如何组合在一起的，换个说法就是"神经解剖学"。

然而在上课的第一天，真正吸引我的是戴蒙德教授对大脑可塑性的描述。她说，大脑具有随着一个人的经历而发生改变的基本能力，就像一块具有延展性的塑料。她所指的"改变"是，大脑内部能够产生新的连接。我还记得她给我们做的类比，如果你学习非常努力，你的大脑就会疼痛，因为所有的轴突和树突都在生长，都在努力建立新连接。

事实上，戴蒙德教授作为当时极少数女性科学家之一，自 20 世纪 60 年代初就一直负责一项研究，即探索大脑究竟具有多大的可塑性。如今，这项研究被人们视为大脑研究的经典项目。当时神经科学家已经知道人类从婴儿期成长到成年期，大脑会发生全面的改变。但是他们认为，人一旦进入成年期，大脑就会像石头一样固定不变，不能再生长或改变了。

戴蒙德和其在加州大学伯克利分校的同事们对这一理念提出了挑战。他们提出了一项著名的研究，即探索如果把成年大鼠放在"刺激丰富的环境"中，它们的大脑会发生什么变化。他们让大鼠们生活在"迪士尼乐园"里，为其提供很多五颜六色的玩具和很大的跑动空间，还让它们可以和其他大鼠交往。研究者希望借此推翻成年人大脑固定不变也无法改变的观点。为了解答这个问题，戴蒙德和她的团队改变了大鼠生活的环境，并探究这对大鼠的大脑结构是否会产生影响。如果证据表明大鼠的大脑发生了改变，那么这意味着在特定的条件下，人类大脑也能生长、适应环境或发生改变。

研究那些生活在"迪士尼乐园"里的大鼠得出了什么结果呢？与生活在几乎没有什么外部刺激的环境中（没有玩具，只有很少的同类玩伴）的大鼠相比，生活在"迪士尼乐园"里的大鼠具有更大体积的大脑。戴蒙德证明，在刺激丰富的环境中，大脑树突会延长，使细胞能够接收并加工更多信息。事实上，她不仅证明了大脑中的树突分支会变得更多，而且突触连接和脑血管也会更多（那意味着大脑能够更好地获得氧气和营养），大脑中有益的化学物质水平会更高，比如神经递质中的乙酰胆碱和某些生长因子的水平便会增高。

戴蒙德解释说，大脑在体积上的差异直接反映了大鼠生活环境的性质。换句话说，大脑的大小和功能（无论大鼠的还是人类的）对环境的所有方面，包括物质方面、心理方面、情绪方面和认知方面，都具有高度的敏感性和反应性。大脑与环境之间不断互动并对环境做出反应，进而改变自身解剖结构和生理机能的能力，就是神经科学家所说的"大脑可塑性"。执行新任务或与新个体互动会刺激大脑产生新连接，使大脑的体积增大。如果剥夺了大脑的新刺激，或者日复一日地做相同的事情，让大脑感到乏味，那么其内部连接就会逐渐退化，大脑体积会慢慢变小。

也就是说，你的大脑会不断对你与世界的互动方式做出回应。互动越多样化、越复杂，大脑的神经连接就会越多；你的生活环境和体验越缺乏刺激，大脑产生的神经连接就会越少。生活在"迪士尼乐园"里的大鼠并没有什么特别之处，事实上，研究中使用的大鼠对刺激具有相同的反应能力。你会弹钢琴吗？如果你会弹，那么相对于不会弹钢琴的人来说，你大脑中表征手部运动功能的脑区已经发生了改变。你会画画吗？你会打网球吗？你会打保龄球吗？所有这些运动都会改变你的大脑。现在我们已经知道，我们获悉的每一件事情，比如星巴克那个服务员的名字，或者我们想看的某部电影，都是大脑学习的对象，它们都会相应地引起大脑结构的细微改变。

在上课的第一天，我们需要吸收的有趣信息实在太多了。但是有一件事是肯定的："大脑与大脑的潜能"课程在第一天就改变了我的人生。走进教室时，我是一个充满热情而好奇的大一新生，想要吸收所有的知识；走出教室时，我依然是一个充满热情而好奇的大一新生，但不同的是，我带着新发现的人生目标与意义。在上完那节课之后，我知道自己此生想做什么了。我想研究那团凹凸不平的人体组织，发现人之所以为人的秘密。我想成为一名神经科学家。

在接下来的 4 年里，我上了很多戴蒙德教授的课，包括她那非常受欢迎的大体解剖学 ① 课程和比较高深的神经解剖学课程。你或许意识不到，一名老师需要有多少激情、多少热忱和多么清晰的讲解外加一点魔法，才能让解剖课变得真正有趣。大体解剖学是为了让我们记住人体的每一个细节（从骨骼到肌肉，包括骨骼连接的具体位置）、每一个内部器官以及它们如何连接在一起而进行的实践性课程。人体由 7 500 多个部分组成。正如你所想象的，记忆每一部分的知识都是一项艰巨的任务。如果教授只是单调地、清单式地呈现所有这

---

① 大体解剖学（Gross Human Anatomy），"大体"是解剖学界对所捐献遗体的敬称。——译者注

些解剖学的信息，那么上课就会像阅读纳税法一样枯燥无趣。但戴蒙德教授的解剖学课就像在令人激动的新宇宙中进行的伟大冒险，让人感到既熟悉又陌生。她还将课程内容与自我认知联系起来。她告诉我们，学习身体的解剖结构能够让我们懂得自己是谁。既然在余生中自身的身体结构和大脑会一直陪伴我们，那么搞清楚它们难道不是很合理的事情吗？

戴蒙德教授非常擅长把解剖学术语的起源，或一些不太为人熟知的解剖学事实与基础课程结合起来，使最新的信息变得对我们有意义。

举个例子，她问我们：

1. 子宫（uterus）这个词在拉丁文中的意思是"歇斯底里"，你们赞同这种解释吗？
2. 你们知道人体中最大的器官是什么吗？是你们的皮肤！照顾好它！
3. 头发与发型心理学是不是很吸引人？我们可以用整整一堂课来讲它。

通过每一段评论和每一次授课，她使得解剖学与我们每个人发生了联系，也让解剖学变得异常生动。我记得在选修大体解剖学的那个学期，我碰巧看到阿尔文·艾利舞蹈团第一次到加州大学伯克利分校巡回表演，那是我第一次看到他们著名的舞蹈剧《启示录》（*Revelations*）。那天晚上的舞蹈令我陶醉不已，但不止于此，由于我刚刚复习了关于腿部肌肉的起端和附着处的知识，因此我可以在解剖学的层面上欣赏所有这些动作了。对我来说，在舞台上看到的形体和动作是展现人体之美的最好例证。

戴蒙德教授非常善于激励学生。显然她热爱并重视自己所教授的课程，真心希望我们也能同样热爱并重视这些知识。她不仅关注学科问题，也非常关心学生们。不仅我们可以找她解答问题，而且她认识班上 150 多名学生中的一大部分，会随机地从学生名单中选出两名学生和她一起吃午饭，边吃边聊。在我选修她的课程期间，几乎所有学生都曾得到邀请，在清晨去校园北面的网球场和她来一场双打。对来自森尼韦尔市、会打网球的神经科学"极客"来说，这个邀请听起来是不是很完美？好吧，我不得不承认我腼腆的性格打败了我，在伯克利求学的那些年里，我从来没有鼓足勇气去和她打网球。时至今日，这依然是我大学期间最大的憾事之一（见图 1-3）。

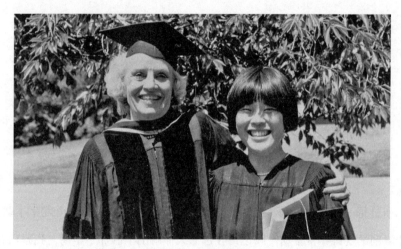

图 1-3 作者（右）与玛丽安·戴蒙德教授，摄于作者毕业那天

她的一些教学魔法对我产生了影响。我记得在某天下午的实习课上，教室里摆放着一堆器官，她让我们仔细观察并了解这些器官。我对由多个肝小叶组成的致密肝脏和末端悬挂的一截胆管特别感兴趣。我找到了在课堂上学过的肝脏的所有组成部分，这时一位同学从旁边经过，他问我们应该从这些样本中看到什么。我向他解释了我的发现，他很快就明白了。在接下来的 30 分钟里，我负责向所有走过来的同学解释这个器官的主要特征。那天我成了肝脏解剖学"专家"。我认为在那天我还成了一名"老师"。我学到了让我在接下来的人生中受益良多的宝贵经验：深入地学习知识的最佳方法是，把它讲给其他人听。直到今天我还在运用它。

我肯定不是唯一一个喜欢戴蒙德教授的大体解剖学课程的人。在最后一次课堂上，一些学生拿着鲜花来到教室，可以说他们疯狂地喜爱着戴蒙德教授。我和他们一起欢呼叫喊，庆祝这门了不起的课程的结束。唯一让我感到遗憾的是，我没有想到带鲜花来庆贺。

出租车司机的大脑为何与众不同

自从玛丽安·戴蒙德教授对刺激丰富的环境中的啮齿类动物进行研究之后，我们在探究大脑可塑性方面走过了很长的道路。现在证明大脑具有可塑性的证据非常多，包括人类的大脑也具有可塑性。在成人大脑可塑性方面的例子中，我最喜欢的是我的同行英国伦敦大学学院的埃莉诺·马奎尔（Eleanor Maguire）所做的研究。马圭尔并没有把她的人类被试送到迪士尼乐园去生活一年。她研究了一群非常认真、具体且全面地了解自己所处领域的人。她研究的是伦敦市的出租车司机。出租车司机不得不熟悉伦敦市中心的 25 000 多条街道，数以千计的标志性建筑和其他名胜古迹。这是一项令人生畏的任务。了解所有这些空间信息的训练阶段被称为"获取知识"阶段，通常需要三四年的时间。如果你去过伦敦，看到人们骑在轻便摩托车上，车把上摊着地图，那么你会感叹伦敦出租车司机的记路能力。

只有很少一部分有雄心的出租车司机能通过严格的考试，考试被吓人地称为"见面会"。不过那些通过考试的司机确实表现出了对伦敦市建筑空间分布与导航知识的全面了解，令人印象深刻。对于大脑研究项目来说，他们是多么有趣的一群人啊！

马奎尔的团队将重点放在了研究一个大脑结构，即海马的体积大小上，在接下来的章节中我会对此做详尽的探讨。这是大脑中一个长长的海马状的结构，位于颞叶的深处，与长时记忆功能有关，包括空间知识的学习与记忆。更具体地说，马奎尔和她的同事将空间记忆功能定位在海马的后部，他们想探究与具有相似年龄和教育背景的控制组被试相比，出租车司机大脑中海马的这个部分是否比前部更大。事实上，那正是他们的发现。

马奎尔的研究以及其他对专家（比如音乐家、舞蹈家和具有特定政治立场的人）和非专家的大脑进行比较的研究，都是人类大脑具有可塑性的实例。虽然大脑可塑性是对这些数据的一种可能性的解释，但另一种可能是，伦敦市出租车司机可能天生就具有较大的海马后部。换句话说就是，可能只有天生具有较大海马后部的人才具有超群的空间记忆能力，才能成功地成为伦敦市出租车司机。如果真是这样，那么它就根本不是大脑可塑性的证据。

那么我们是否能区分这些可能性？为了检验成为伦敦市出租车司机的过程是否改变了被试的大脑，我们需要追踪一批开始获取这些知识的人，然后比较最终通过考试者的大脑和未通过考试者的大脑。这正是马奎尔和她的团队所做的。这种研究很有说服力，因为你可以清楚地看到出租车司机训练给被试大脑带来的改变。研究者发现，在训练开始前，所有毫无经验、想要成为伦敦市出租车司机的人都具有相同大小的海马。当他们完成训练，并且知道谁通过了考试，谁没通过考试之后，研究者再次检查他们的大脑。其研究发现，与开始训练之前相比，通过考试的准出租车司机现在具有了更大的海马后部。

这就是大脑可塑性啊！与没有通过考试的司机相比，通过者的海马后部更大。换句话说，这个实验证明了成功通过考试的司机的海马确实增大了，而那些没有记住足够多信息的司机的海马没有增大那么多。

这只是日常生活中体现大脑可塑性的一个例子。我们所做的每一件事，以及做的过程持续的时间长度和强度都会影响我们的大脑。作为一名专业的鸟类观察家，你大脑的视觉系统会发生改变，使你能够识别出体积很小的鸟类。如果你把大量时间用在跳探戈上，那么你的运动系统会发生改变，以适应脚部做出的所有精确动作。多年前我在戴蒙德教授的课堂上学到了一个人生教训，即我每天都在塑造自己的大脑，你也同样。

我的门卫实验

不只是伦敦市的出租车司机具备特殊技能，纽约的门卫也身怀绝技。如果他们看守的是三四十层高的大楼，他们需要能够将熟悉的人与陌生人区分开。如果有机会的话，我想对纽约的门卫们做个实验。我想检查门卫的大脑中负责面部识别的脑区，将他们的这个脑区与其他不需要记住那么多人的工人，比如地铁售票员的脑区进行比较。大脑中负责面部识别的脑区在什么地方呢？在颞叶的底部，这是一个很独特的脑区，被称为"梭状回面孔区"，专门帮助我们识别不同的人。如果一个人大脑的这个区域受损，他便无法识别面部特征，这种疾病被称为"面孔失认症"。演员布拉德·皮特（Brad Pitt）、著名的肖像画家兼摄影师查克·克洛斯（Chuck Close）和哈佛教授霍华德·加德纳[①]都是患有面孔失认症的名人。由于他们不能进行面部识别，因此要依赖他人的声音、发型、步态和服装等其他特征来记住他人。对于能够快速识别出几百个人面部特征的门卫来说，我预测他们大脑中的梭状回面孔区会比地铁售票员的这个区域明显更大。或许某天我将做这个实验。

[①] 霍华德·加德纳（Howard Gardner）作为多元智能理论之父、世界著名心理学家，其著作《智能的结构》（经典版）、《领导智慧》（经典版）中文简体字版已由湛庐文化策划、浙江人民出版社出版。——编者注

丰富的环境，焕然一新的改变

我大学生活的重点是取得好成绩，不过虽然多少有些笨拙，但我在伯克利上学的头两年里确实和几个人约会过。尽管像大多数年轻女孩一样我很害羞，但我有一颗爱冒险的心，我渴望看一看世界，出国去旅行。对我来说加州大学伯克利分校拥有完美的海外游学项目，我在大三时报名参加了这个项目。我了解到，如果去某些海外的学校，我甚至可以选修计入学分的科学课程，这样在我的生理及解剖学专业上，我就不会损失任何学分。那时，我唯一想去的国家是法国。自从高中时开始学习法语以来，我便迷上了法语。我可以选择位于波尔多或马赛的学校，换种说法就是，我可以选择葡萄酒或鱼汤。但显然我最终选择的是葡萄酒。在报名参加大三海外游学项目时，我只知道法国具有独特的文化、动听的语言、悠久的传统、美食美酒、时尚的服装、奇特的博物馆、杰出的教育系统和才华横溢的居民（尤其是男士），但没想到在未来 12 个月中法国对我来说则成了"刺激丰富的环境"。

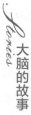

语言学习是否存在关键期

所有人都赞同婴儿出生后的最初 6 个月是其大脑特别善于学习语言的时期，因此被称为关键期。华盛顿大学的帕特里夏·库尔（Patricia Kuhl）教授的研究显示，在这一时期，婴儿能够吸收和学会不止一种语言。

但是如果你较晚才开始学习一门新语言，那会怎样呢？像我们这一代的大多数人一样，我在进入中学、年满 12 岁时才开始学习第二种语言（我选的是法语）。哪部分大脑有助于我学习第二种语言呢？事实证明，学习外语和学习母语会用到很多相同的脑区。不过如果较晚才开始学习外语，你似乎需要调用额外的脑区。这些额外的脑区位于左侧额叶的底部，被称为额下回。另外，你还需要用到左侧顶叶。另一项研究显示，较晚开始学习外语的人（像我），左侧额下回的皮层会变厚，而右侧额下回的皮层会变薄。

在 12 岁或 12 岁以后开始学习外语是大脑可塑性的另一实例。当我们刺激大脑产生新连接时，它确实会这样做。这可能需要花费更长时间，也更困难，但这却是有可能的。

我非常喜欢在法国度过的那一年，因为我完全沉浸在异国情调的文化中。在 1985 年时美国文化的象征，比如麦当劳、科恩科连锁超市和反复播放的《老友记》，还没有像今天那样过多地渗透到法国文化中。海外学习的那一年还给我带来了人生中最浪漫的经历之一。

所有这一切都要从我和定居在波尔多的一家人住在一起开始讲起。他们家有一架钢琴，而我从 7 岁就开始弹琴，直到上高三才中断。在伯克利上大学时，我偶尔还会弹一弹，以便不忘记我的经典保留曲目。与博维尔夫妇相处令人感觉非常愉快，他们家楼上有几间多余的卧室，其中一间便放有钢琴。我来到他们家后不久的某天下午，博维尔夫人希望我能够待在家里，因为她请的钢琴调音师要来。我愉快地答应了，等着白头发、矮个子的调音师上楼来调音。不过让我吃惊的是，来调音的不是一位老爷爷，而是一位年轻、热情的法国小伙儿弗朗索瓦。他开始给钢琴调音，并用法语和我聊天。在那天之前，我从来不认为自己非常擅长调情。但是在那天，我发现我真的善于此道，我甚至可以用法语调情。在那一个小时里，不仅我们的钢琴被调好了，我还得到了一张写着乐器行地址的名片。弗朗索瓦就在那里做兼职，他欢迎我随时过去聊天。

当然，我会从上课、喝咖啡、吃羊角面包的忙碌日程中抽出时间去乐器行找他，他邀请我一起吃东西。仅仅在乐器行里约会了几次后，我们便成了情侣，我突然有了一位非常甜蜜、喜欢音乐的法国男朋友。

我怎么会战胜害羞，迈出了这么大的一步呢？我不知道。但现在看来，那一年我的大脑表现出了巨大的可塑性。这感觉比生活在迪士尼乐园里还要好。一切都不一样了——我不仅在生活中一直说法语，和班上的同学用法语交谈，而且我真的觉得自己在说法语时像变了一个人似的。突然之间，我不再是无人问津的书呆子和壁花了。在法国时我被同学们认为非常具有异域风情，因为我是来自美国的亚裔女性，我不说日语，而是操着一口流利的美式英语。小时候我生活的加利福尼亚州北部，亚裔美国人比比皆是，现在我有生以来第一次被认为具有异国情调，这对我来说意义重大。不仅如此，法国人总是互相亲吻。这是惯例，所以你不得不同其他人亲吻，如果你不这样做，别人就会对你皱眉头。最后，对于来自从不拥抱和亲吻的家庭的我来说，这让我有了亲吻每一个人的借口——我仿佛身处极乐世界。

对法国了解得越多，我就变得越快乐。

在法国，与别人亲吻使我走出了自己的舒适区，变得更自由、更深情。现在我意识到，做出这类改变从事实上扩展了我的自我：随着我改变自己的行为，有了新的体验，我的大脑便根据这些新信息和新刺激做出了调整。

我的法语变得更流利了，除了经常与弗朗索瓦交谈的因素之外，还因为我要上一些严肃的科学课程，不是和美国学生一起上，而是和其他法国学生一起上。那意味着整个授课过程都是用法语，最令人恐惧的是，所有口头考试和书面考试也都必须用法语。我并不担心书面考试，因为大多数法语的科学词汇类似于英语的相应词汇，有时甚至完全相同。但是在之前我的学习生涯中，我从来没有接受过口头考试，更不用说还是用外语进行考试了。我吓坏了。

我清楚地记得有次在口头考试中，我回答教授提问时的情形。当时我非常紧张，突然不会用正确的法语腔说话了，虽然说出口的都是法语词汇和语法，但听起来像纯正的英语。我可以听出来自己在用浓重的美国口音说法语——太可怕了！幸好那次考试是根据内容，而不是根据口头表达来打分的。最终我在所有科目上都取得了 A。显然在我的法国新生活中，令人讨厌的书呆子形象依然潜藏在身体的某处。

留学法国的经历还给予了我另一份意料之外且受用一生的礼物。正是在法国时我开始着迷于记忆研究的，记忆是另一种形式的大脑可塑性。我很幸运地在波尔多大学选修了"记忆的神经心理学"课程。教授这门课的是非常受尊敬的神经科学家罗伯特·贾法德（Robert Jaffard）。他不仅管理着一个活跃的实验室，而且他的授课非常清晰而有吸引力。在选择来波尔多大学求学时，我并不知道这所大学拥有强大的神经科学研究团队，这真是一个幸运的巧合。

我最早是从贾法德那里了解到记忆研究的历史，以及当时记忆研究领域中那场激烈争论的。这场争论涉及加州大学圣迭戈分校的斯图尔特·佐拉 - 摩根（Stuart Zola-Morgan）和全美医学研究院的莫特·米什金（Mort Mishkin）。当时我完全不知道在未来的 10 年里，我将和这三位科学家共事，并且分别是作为加州大学圣迭戈分校的研究生和全美医学研究院的博士后。最重要的是，贾法德会把志愿者带到他的实验室去，我很高兴可以在业余时间测试家鼠的记忆，这是我对实验室研究的最初尝试。我喜欢实验室工作，此外戴蒙德教授的课程让我拥有了很好的神经解剖学背景（在伯克利的最后一年，我一直都在戴蒙德的实验室里工作），这促使我决定本科一毕业就向研究生院提出了申请。

　　我在上课和完成实验室工作之余，便与弗朗索瓦约会。他不仅能给钢琴调音并演奏钢琴，还对"沙滩男孩"乐队的音乐极其着迷。所以说，我找到了一个拥有加州情怀的法国男人。"沙滩男孩"所有专辑的录音带他都有，我常看到他在客厅里戴着耳机专注地听他们的歌曲，不辞辛苦地试图记录下所有复杂的和弦。在这样做的时候，他是那么快乐而专注，我不忍心打断他。我也是"沙滩男孩"的忠实粉丝，不过在认识弗朗索瓦之前我从来没有意识到他们音乐中和声的复杂性。我觉得"沙滩男孩"的歌曲很有趣，适合跳舞，但弗朗索瓦则拥有受过音乐训练的耳朵，他给我讲解他最喜欢的和弦与即兴重复段落，为我打开了另一个世界的大门。

　　我们喜欢一起做的事情之一是钢琴二重奏。一开始弗朗索瓦的公寓里只有一架钢琴，但是因为他在市里最大的乐器行工作，所以最后他又买了一架二手钢琴，这样我们就可以在他的公寓里练习我们的二重奏了。我在他公寓里度过的时间越来越多。我喜欢演奏古典音乐，所以我们经常演奏古典音乐，准确来说，我们演奏的是巴赫的曲目。

　　不过真正有趣的是，我们喜欢晚上在乐器行歇业时去那里。在空无一人的乐器行，我们用华丽的八脚大钢琴演奏我们的曲目，这些钢琴曾被用于当地剧院中的表演。我总是用贝森朵夫钢琴演奏（我非常喜欢它低音键发出的声音），而他总是用施坦威钢琴。在那里，我们想演奏出多大的声音就演奏出多大声音，想演奏多长时间就演奏多长时间。这些钢琴音色美妙，加上是弗朗索瓦亲自调音，让弹错的音听起来都很动听。我认为那些夜晚是我和弗朗索瓦共度的最美好的时光。

　　除了一起演奏之外，我们也会一起听很多古典音乐。我最喜欢的音乐之一是巴赫的无伴奏大提琴组曲。我会一遍一遍地听马友友演奏这些曲目的唱片。弗朗索瓦注意到我有多么喜欢这些乐曲，那年圣诞节我收到了人生中最宝贵的礼物：一把大提琴。

我简直目瞪口呆。

对于一个在大学前两年只有很少约会的人来说，弗朗索瓦就像是我的浪漫速成班老师，我希望这门课永远不要结束。我认为，关于法国人是世界上最浪漫的民族的传说绝对正确。

大脑怎样聆听音乐

大脑的故事

你是否曾想过，当你一遍又一遍地聆听同一首曲子时，你的大脑会发生什么事情？听那首曲子甚至会让你浑身发抖。蒙特利尔神经病学研究院的罗伯特·萨托雷（Robert Zatorre）和他的同事证明，当人们倾听能使他们产生强烈的情感和生理反应的音乐时（对弗朗索瓦来说是"沙滩男孩"，对我来说则是巴赫的音乐），大脑中与奖励、动机、情绪和唤醒有关的脑区会发生显著改变。这些脑区包括杏仁核、眶额皮层（前额叶皮层的底部）、腹内侧前额叶皮层、腹侧纹状体和中脑。因此，当弗朗索瓦和我沉浸于演奏和聆听音乐时，我们激活了大脑中的奖赏与动机中枢（详见第 8 章）。难怪我那么喜欢法国！

因此，法国刺激丰富的环境赋予了我新的语言、新的人格，让我感受到爱情与冒险，当然我还必须在这个清单中加上美酒和美食。正是那段与弗朗索瓦在一起的时光，我真正开始爱上了法国菜。我的父母，事实上我们全家人都很热衷于美食和节日庆典，无论是毕业庆典还是演奏会，我们总会在非常棒的餐厅里进行庆祝。但是在法国，我的美食体验上升到了一个全新的、更精致的层面。虽然我是一个穷大学生，但在波尔多依然可以吃得像国王一样，尤其是如果你有一个像弗朗索瓦那样的当地小伙儿做向导。是的，我会像科学"极客"一样工作和学习，但在吃吃喝喝方面，以及利用闲暇时间弹奏钢琴时，我就像一个恋爱中的法国女人，性感而妩媚。看看我，来自森尼韦尔的世界级壁花拥有一个极出色的法国男朋友，拥有丰富的社交、饮食和文化生活。在这样刺激丰富、令人兴奋的环境中，这是很容易做到的。

美食、美酒以及新脑细胞的形成

生活在法国，你不难吃到许多可口的食物，喝到很多甘甜的葡萄酒。确实，我品尝、啜饮并享受过来自法国各地（如勃艮第、卢瓦尔河谷、普罗旺斯和波尔多等）的各种葡萄酒，有白葡萄酒、红葡萄酒、玫瑰葡萄酒，当然还有香槟。可以说，所有这些新口味的葡萄酒让我的大脑变得异常兴奋。正如上文提到的大鼠实验所显示的那样，刺激丰富的嗅觉／味觉环境对大脑具有重要影响。

研究显示，一旦我们长大成人，便只有两个脑区能够出现神经发生（neurogenesis，产生新的神经元）。第一个脑区是海马，它负责长时记忆和情绪（在接下来的章节中我们会更多地探讨这两个特点）。第二个脑区是嗅球（olfactory bulb），它负责我们的嗅觉，对味觉也有贡献。研究显示，如果你丰富大鼠的嗅觉环境，让它们闻到各种各样的气味，那么它们嗅球的神经发生就会增加，这些新的神经元会使大脑的体积增大。这说明，我在法国的经历不仅让我学会了鉴赏美食和美酒，而且可能增大了我的嗅球。从来没有人对嗅觉体验增加导致嗅球体积改变的人做过明确的研究。研究人类大脑可塑性的这种潜在形式非常具有吸引力。我认为在神经科学领域将会出现对品酒师进行的新的大脑可塑性实验。

Stories
大脑的故事

总之，我爱法国。我爱和弗朗索瓦共度的生活。但是一年过去了，我知道我不得不面对现实，我该回加州大学伯克利分校开始关键的大四学习，还要回去开始我人生的下一个阶段。对我来说，这是一个艰难的时刻，因为从很小的时候开始我就一直很难做到顺其自然。小时候在夏季接近尾声时我会非常紧张，痛哭流涕，因为我不希望夏季结束，不想开学。我喜欢学校，只是不喜欢结束。我觉得像暑假这样美好的事物一旦结束是非常可怕的事情，我再也找不回它们了。我不知道这种恐惧来自哪里，也许是因为小时候我的玩具被夺走过，我说不准。不过我确定地知道，在 1986 年春天法国游学的生活即将结束时，我感到了步步逼近的悲伤。

事实上，我认真地考虑过留在法国完成学业，在法国读研究生。那是可行的，对吧？当时我已经在实验室工作了，但一位和我一起在贾法德的实验室工作的法国科学家说服我，应该回美国读研究生课程，他说我在美国会有更好的发展前景。为此我对他一直心存感激。他是对的，但那不是我想听到的答案。我的父母不愿意我和一个没有学位或没有受过高等教育的调音师混在一起，他们希望我立刻回家，到加州大学伯克利分校上课。

但是我不希望这神奇的一年结束，或者我和弗朗索瓦的关系画上句号。我怎么会愿意放弃做一个具有异域风情、说英语的亚裔女孩，放弃热情性感的法国男朋友，继续过以前那种科学"极客"的孤单生活呢？还有什么比这更糟糕？

我知道自己处在人生的关键时刻，我也知道我不得不回去。一年的游学生活结束后继续留在法国是不现实的。我在内心深处知道，我不仅必须在伯克利完成学业，而且我真心希望在伯克利完成学业。不过弗朗索瓦可以和我一起回美国，不是吗？我们一起在美国生活，然后再决定下一步怎么办。在我回到伯克利再次开始上课之后的几个月里，我们继续做着这个梦。我们就像法国和亚裔美国版的罗密欧与朱丽叶，我的父母则扮演着极力反对的家人角色。事实上，我父母之间也互相反对，他们足以扮演罗密欧的蒙太古家族与朱丽叶的凯普莱特家族。我每天会用法文给弗朗索瓦写很长的信，告诉他，在美国的一切都和法国不一样，我是多么怀念在波尔多的生活。我们都希望继续保持我们热烈的情侣关系。对我来说，他是热情性感的法国调音师，对他来说，我是热爱科学、具有异国情调的亚裔美国女孩。

这个梦持续了几个月，直到有一天现实来敲我的门。具体来说就是，申请和上研究生院的现实摆在我面前。我突然意识到，弗朗索瓦在美国不可能靠给钢琴调音谋生，尤其是他不会说英语。对我来说，最困难的是承认我在内心深处虽然喜欢和他一起出去玩，但他可能不是适合我的终身伴侣。此外，21 岁的我懂得什么？他只是我第一位认真交往的男朋友。

直到今天，我和弗朗索瓦最后一通电话时交谈的内容依然非常清晰地印刻在我的记忆里。我记得当时我坐在伯克利一居室的小公寓里，我清楚地记得我当时的坐姿，怎么痛苦地拿着电话。我更记得在交谈中我所感受到的痛苦、内疚和不安。一切都好像发生在昨天。我和他提出分手，我知道我完全没有沟通的技巧，但那时我不知道还能有什么其他方式。我本应该更有爱意、更体贴，我本应该更清楚地解释我们的状况和我的想法。但是我对接下来独自一人的生活备感压力，因此对待他的方式是粗鲁而生硬的。我知道自己为什么能记得那次打电话的所有细节。情绪，无论是像我那天所体验到的消极情绪，还是非常积极的情绪，都有助于加强记忆。一个被称为杏仁核的大脑结构（位于颞叶中，在海马的前面）在形成强烈情绪的牢固记忆方面具有重要作用。那天我的杏仁核在加班加点地工作（在下一章中你会更多地了解到为什么我们能记住情绪性事件）。

那天我选择了科学，放弃了弗朗索瓦。这是一个艰难的决定，我用了几个月的时间来恢复。但是现在我知道了，那是一个影响我整个后半生的决定。

大脑进化的先锋

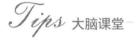

前额叶皮层位于前额的后面，是大脑中最后进化出来的部分。科学家们赞同，是前额叶皮层将人类与其他动物区分开来的。它是人类最高等认知能力的基础，具体表现为工作记忆（我们用来把事情记在脑子里的记忆，也被称为暂存式记忆）、决策、制订计划和灵活地思考。从本质上说，前额叶皮层是大脑所有执行功能的指挥中心，我们做什么和我们怎么想在很大程度上都取决于它。你将会看到前额叶皮层在某些方面的作用，比如将新概念应用于其他学习情境、管理我们的应激反应以及监督奖赏系统。一定要密切注意强大的前额叶皮层哦！

Tips 大脑课堂

大脑可塑性

◆大脑仅由两种细胞组成：神经元（脑细胞）和神经胶质（支持性细胞）。

◆大脑可塑性就是大脑可以根据环境发生改变的能力。刺激丰富的环境中的大鼠具有更厚的皮层、更多的大脑血管，某些神经递质和生长因子的水平更高。

◆经过训练成为伦敦市出租车司机是大脑可塑性的实证。与没有通过考试的出租车司机相比，学习并通过困难的资格考试的出租车司机具有更大的海马后部。大脑的这个脑区与空间记忆能力有关。

◆学习第二种语言时会用到的脑区包括左侧额下回和左侧顶叶的部分脑区。总的来说，语言是由左侧大脑控制的。

◆ 音乐激活的脑区与奖励、动机、情绪和唤醒有关，其中包括杏仁核、眶额
　皮层、腹内侧前额叶皮层、腹侧纹状体和中脑。

◆ 前额叶皮层是经过进化的人类大脑中的指挥中心，监督着所有的执行功能。

◆ 具有许多不同气味的嗅觉环境会刺激嗅球中脑细胞生长，嗅球是负责嗅觉
　的重要脑区。

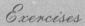

4 分钟快速健脑

如何丰富大脑受到的刺激

你可能没时间在迪士尼乐园里或在法国生活几个月，但好消息是，你可以利
用以下方法丰富大脑所接收的刺激信息，大多数健脑法每天只需不超过 4 分钟的
时间。

◎ **运动皮层健脑法**：去网站上自学一种新的舞步，伴着你最喜欢的音
　乐练习 4 分钟。

◎ **味觉皮层健脑法**：尝试一种你以前从来没吃过的菜，比如老挝菜、
　非洲菜、克罗地亚菜、土耳其菜。有一点儿冒险精神！以下是另一
　种额外的味觉皮层健脑法：尝试在完全黑暗的环境中吃一顿饭，看
　一看缺乏视觉输入会如何影响你的味觉。这应该会改变你对饭食的
　体验，可以感受纯粹的味觉。

◎ **认知健脑法**：有很多有趣的方法可以丰富大脑受到的刺激。以下只
　是其中一些：观看一场你对演讲主题一无所知的 TED 演讲；收听主
　题广泛的故事广播；听你以前从没听过的流行播客；从报纸上你从
　不翻看的版面里挑一篇报道来阅读（对我来说就是财经或体育版）。

◎ **视觉皮层健脑法**：下次去博物馆时，选一件你不熟悉的艺术作品，
　安静地坐着，全神贯注地看着它，至少持续 4 分钟。事实上，真正

充分地探究一件新作品需要几个小时，不过你可以把这 4 分钟作为一个良好的开端。或者在网上找一件艺术作品，在电脑上对它进行视觉探究。这两种方法都能刺激你的视觉皮层。

◎ **听觉皮层健脑法**：上你喜欢的音乐网站，听一首你从没听过的音乐风格的流行歌曲或其他语言的流行歌曲。试着理解为什么它会成为这种风格中最流行的歌曲。

◎ **嗅觉健脑法**：品酒师能区分出许多不同的气味并精确地描述出来，他们与你我之间的主要嗅觉差别在于练习。花几分钟闻一闻每天最香的那顿饭。它可以是早饭，有浓郁、芬芳的咖啡和新鲜出炉的烤面包散发的令人心旷神怡的气味；也可以是你在最喜欢的印度餐厅吃的咖喱鸡块。在开吃之前，先用几分钟闻一闻这些食物，留心不同的香味，试着描述它们。这将使你更多地注意到你的嗅觉。

第 2 章

探寻记忆之谜

初次踏足研究领域

　　我大学本科的最后一年是在加州大学伯克利分校戴蒙德的实验室里度过的，之后我完成了毕业论文，论文的主题是研究母鼠在刺激丰富的环境中所产鼠仔的大脑体积。我以非常优秀的成绩毕业了，我想读研究生，想知道自己该如何成为一名神经科学家。波尔多贾法德实验室的那段经历激发了我研究记忆的神经基础的兴趣。毕竟，记忆是最常见的一种大脑可塑性。我们知道自己每时每刻都在学习新事物，我们的大脑时刻都在发生某种改变。在读研究生之初，我常常思考大脑是如何发生改变的。我还对另一个问题感兴趣：我们能否找到一种方法来展示，当我们学习时大脑中发生了什么？

　　记忆的许多方面都令我着迷。我本能地知道，当大脑在学习新事物时，它一定发生了改变。但是哪些方面在发生改变呢？学习新事物面临的挑战又是什么？学习与记忆有什么关系？直觉告诉我，所有这些问题都和记忆在大脑中形成与组织的方式有关。当我被加州大学圣迭戈分校的神经科学研究生项目录取时，我想要去那里探索有关记忆的一切。事实证明，我将参与的是神经科学研究中最激动人心的、意义最深远的项目之一。

在大脑中寻找记忆的痕迹

加州大学圣迭戈分校拥有一流的神经科学教授，其中包括拉里·斯奎尔（Larry Squire）和斯图尔特·佐拉 - 摩根。我在贾法德关于记忆的课堂上首次听说了这两位神经科学家。当时我并不知道很快我会来到贾法德所描述的关于记忆功能研究的风暴之眼。

20 世纪 80 年代末是大脑记忆研究的"电气时代"。围绕着哪个脑区对记忆至关重要的问题，这个领域浮现出一个巨大的记忆秘密。其实这个秘密开始于 30 年前对最著名的记忆障碍患者 H.M. 的研究。

在 20 世纪 50 年代，处于这一突破性发现焦点上的神经科学家是布伦达·米尔纳（Brenda Milner）。米尔纳是英国人，在剑桥大学获得了学位后，在加拿大蒙特利尔的麦吉尔大学工作。当时她是一名助理教授，和著名的神经外科医生怀尔德·彭菲尔德（Wilder Penfield）一起工作。彭菲尔德专门给药物治疗无效的严重癫痫病人做大脑手术。手术干预包括从大脑侧面摘除海马和杏仁核，专家认为癫痫发作就是因为那里出了问题。米尔纳在彭菲尔德做手术前和手术后分别对病人进行检查，看摘除海马和杏仁核是否会对病人大脑功能产生不利影响。她发现，如果右侧的海马被切除，病人的空间记忆能力会受到轻微损害；如果左侧海马被切除，病人的语言记忆能力会受到轻微损害。但是鉴于手术大大减少或彻底消除了病人在术前忍受多年的破坏性癫痫发作，因此手术造成的这些缺陷被认为是可接受的。

当彭菲尔德对两名新病人实施了相同的大脑手术后却得到了完全不同的结果时，治疗团队大吃一惊。手术后，这些病人出现了严重的记忆障碍。彭菲尔德和他的同事做过 100 多例类似的手术，都只造成了轻微的记忆损伤。因此他们立即写了一篇摘要，并将这个不同寻常、令人不安的发现提交给了美国神经病学协会（American Neurological Association）。1954 年，在芝加哥举行的美国神经病学协会的大会上，专家们讨论了这个发现。

你可能会问，当时人们对记忆涉及的大脑结构有多少了解。事实上，当时大脑研究的重要理论得到了哈佛著名心理学家卡尔·拉什利（Karl Lashley）的支持，他在大鼠身上做了一系列实验，试图了解记忆在大脑中的组织方式。他先教大鼠走迷宫，然后有计划、有步骤地破坏大鼠大脑皮层的不同部分，查看哪个区域被破坏后会在走迷宫时导致最严重的记忆障碍。他发现，破坏的位置似乎与记忆障碍没有什么关系，相反，只有当他破坏了大鼠大脑中足够多的皮层时，记忆障碍才会出现。基于这些发现，他总结说，记忆并不位于某个特定的脑区。他认为记忆非常复杂，参与记忆的是一个大型的皮层网络，只有当你破坏大部分网络时，记忆系统才会失效。这个重要的观点使得米尔纳和彭菲尔德观察到的记忆障碍现象更加令人困惑，因为他们观察到的记忆问题似乎与切除或破坏特定的脑区有关。

在几百公里以外的康涅狄格州哈特福德市，另一位名叫威廉姆·斯科维尔（William Scoville）的神经外科医生读到了米尔纳和彭菲尔德提交给美国神经病学协会的这篇摘要，便立即与彭菲尔德取得联系。当时斯科维尔正在治疗一位患有严重癫痫的年轻人，得到病人家属同意后，他决定对病人实施"实验性手术"。斯科维尔切除了病人双侧大脑的海马和杏仁核，而不是只切除一侧的。斯科维尔确实减少了病人的癫痫发作，但当病人醒来后，就像彭菲尔德和米尔纳的病人一样，他显然出现了严重的记忆障碍。斯科维尔当时并不知道他的病人（H.M.）将成为科学界最著名的神经科病人。

要知道这项手术发生的时代正是神经外科医生运用大脑手术（比如额叶

切除术以及破坏额叶和颞叶中一些部分的手术）治疗各种精神疾病（比如精神分裂症和双相障碍）的黄金时期。这种方法被称为"精神外科学"。很难想象，在当时什么样的思维定式会使人相信切除大脑的某些部分来治疗精神疾病是可行的，哪怕这对病人可能会有好处。斯科维尔不仅参加了 1954 年的美国神经病学协会大会，而且提交了一篇描述他的病人 H.M. 的论文。后来斯科维尔邀请米尔纳来到康涅狄格州研究病人 H.M.。米尔纳立即抓住了这个机会。

米尔纳把自己当作一个"观察者"，她对 H.M. 以及斯科维尔的其他 9 名病人的观察和测试有助于彻底颠覆当时神经科学家们对大脑记忆工作方式的理解。对 H.M. 的检测和评估是最容易的，因为斯科维尔的其他大多数病人患有各种各样的精神疾病，比如精神分裂症和双相障碍。米尔纳发现，H.M. 的智商相当高，甚至在手术后还有一些提升，但他完全记不住近期发生过的任何事情。他记不住医院里与他交往的医生或工作人员（包括米尔纳），也找不到去厕所的路，记不住手术后他新家的地址。尽管完全记不住新的事物，但他认识自己的父母，能想起来童年时家的位置和陈设。他对童年的记忆显然是正常的。这意味着，手术破坏了他形成新记忆的能力，但保留了他的一般智力（例如他依然喜欢玩填字游戏，尽管他会一遍一遍地玩相同的填字游戏）和对手术之前事件的记忆。

这证明拉什利的理论是错误的，确实有一个特定的脑区专门负责形成新的记忆。那么这部分脑区是什么？这也正是斯科维尔和米尔纳慎之又慎的地方。手术破坏了 H.M. 双侧大脑的海马和杏仁核。海马和杏仁核所在的脑区通常被称为内侧颞叶。也就是说，颞叶的这部分脑区对着大脑的中部（解剖术语是内侧）。在检查其他 9 名内侧颞叶受到不同程度破坏的精神病患者时，斯科维尔和米尔纳注意到，病人双侧海马受损越多，其记忆障碍就越严重。这使得他们提出，H.M. 的双侧大脑海马大部分受损可能是他产生严重记忆障碍的根本原因。但是他们无法否认海马和杏仁核同时受损也可能是 H.M. 记忆丧失的根源。

病人 H.M. 的故事

在关于学习和记忆的文献中，病人 H.M. 是最吸引人的、得到最广泛研究的神经科病人。在布伦达·米尔纳对他进行观察测试之后，当时米尔纳的研究生，即现在麻省理工学院的荣休教授苏珊娜·科金（Suzanne Corkin）又对 H.M. 的案例研究了整整 47 年，直到 2008 年 H.M. 去世。如果你想更多地了解病人 H.M. 和他的故事，我推荐你读科金的著作《永远的现在时》。你也可以在播客"晶体管"（*Transistor*）节目中听一听我就病人 H.M. 对科金教授进行的采访。

不过这还不是米尔纳注意到的全部情况。当她发现 H.M. 的病症是日常记忆严重丧失后，她继续探究了 H.M. 是否能正常地记住或学习新事物。她和其他人后来证明，H.M. 无法对事实（形成语义记忆）或事件（形成情景记忆）形成新记忆。它们一般被称为陈述性记忆，这种记忆能够被人有意识地回想起来。接下来米尔纳发现，H.M. 对某些事情确实具有正常的记忆。也就是说，她证明了 H.M. 仍然能像没有接受过手术时一样学习新的动作技能或知觉技能。米尔纳对他进行了测试，在测试中 H.M. 需要学会如何一边看着镜子，一边准确地画出图形的轮廓。H.M. 的技能一天一天在稳步提高，但他完全不记得之前进行过这种练习。与之类似，他能够学会知觉任务，在任务中他会看到一幅轮廓模糊的图画，在对这幅未完成的图画观察了一段时间后，他能逐渐辨认出那是什么。他学习识别这些图形的速度像健康人一样快。这是记忆领域的另一个新发现。这个发现说明，海马之外的其他脑区对于运动记忆和知觉记忆来说是非常必要的。

因此斯科维尔和米尔纳一起合作改变了人们对大脑记忆功能的认知。他们的研究使后人认识到，内侧颞叶，包括海马对我们形成新的事实记忆和事件记忆至关重要。研究者还发现，长时记忆并非存储在海马中，因为 H.M. 保留了正常的童年记忆，并且展现出知觉记忆和运动记忆，而这些记忆依靠的是内侧颞叶之外的其他脑区。

但是我们不应该忽视斯科维尔和米尔纳最初的贡献，这份报告就像对神经外科领域发出的严重警告，警告医生们再也不能切除病人双侧的海马了。H.M. 失去了形成新记忆的能力，他的余生都要依赖家人的照顾。手术夺走了他的记忆能力，他再也记不住任何新事物了。为了减少癫痫发作，他付出了可怕的代价。斯科维尔和米尔纳让整个神经外科领域确定地明白了这一点。

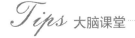 大脑课堂

记忆的不同种类

H.M. 在大脑受损后失去的记忆被称为陈述性记忆，它指的是那些能够被有意识地回想起来的记忆形式。除此之外还有两类重要的陈述性记忆，它们依赖于内侧颞叶中的大脑结构：

◆ **情景记忆**：对生活事件的记忆，比如对我们最喜欢的圣诞节活动或暑假的记忆。这些"情景"构成了我们独特的个人经历。

◆ **语义记忆**：其中包括我们一生中所学习的所有事实性信息，比如地名、乘法表和电话号码。

现在我们知道了许多记忆形式并不依赖于内侧颞叶，例如：

◆ **技能 / 习惯**：借助这些基于运动形成的记忆，我们能够学会打网球、击打棒球、开车或自动地把钥匙插入门锁里。它们所依靠的大脑结构被称为纹状体。

◆ **启动**：指的是接触一个刺激会影响对另一个刺激的反应的现象。例如，如果你给某人看一个物体不完整的轮廓，他辨认不出那是什么，但是当你给他看完比较完整的轮廓，下次即使你只提供给他较少的信息，他也能辨认出那个物体。许多不同的脑区参与了这种启动过程。

◆ **工作记忆**：这种记忆形式被称为大脑的"便签簿"，它帮助我们把相关信息保存在头脑中，在那里信息会得到处理和加工。例如，当和财务顾问交谈时你在使用工作记忆，他向你介绍各种抵押贷款的利率，你据此判断哪种最适合你。在头脑中保留并分析数据，然后做出决定的能力就是工作记忆的一个实例。H.M. 能够在头脑中保存足以进行正常交谈的内容，这说明他的工作记忆完好无损。

记忆的关键在于连接

在 1957 年，斯科维尔和米尔纳的突破性报告引发了神经科学界对大脑记忆功能的全面研究。神经科学家们需要探索的新问题像雪崩一样涌现出来。最重要的两个问题是：第一，找出内侧颞叶中对陈述性记忆至关重要的大脑结构，只是海马，还是海马与杏仁核；第二，当形成了新的陈述性记忆时，如何形象地描述正常大脑中发生的具体改变。在刚成为研究生的时候，我并不知道这两个问题的重要性，不过我的研究生毕业论文却涉及第一个问题，而当我在纽约大学当助理教授时，着手探究的是第二个问题。

在 1987 年进入加州大学圣迭戈分校时，我对海马对大脑记忆功能的重要作用已经有了很多了解，但当时激烈的争论聚焦于事实是否像斯科维尔和米尔纳假设的那样，H.M. 产生记忆障碍只是因为海马受损。记忆障碍也可能是海马和杏仁核同时受损的结果，做了研究后另一种可能性便可以被排除。在1978 年，莫特·米什金（Mort Mishkin）在动物研究中获得的标杆性发现似乎证明了，海马和杏仁核同时受损会导致严重的记忆障碍。但是当我进入研究生院时，加州大学圣迭戈分校的斯奎尔和佐拉 - 摩根发现，根本没有杏仁核参与记忆的证据。他们两人已经用动物证明了双侧海马受损会导致明显的记忆障碍，而只破坏大脑的双侧杏仁核没有出现这种障碍。

接下来他们做了一个对后人来说非常关键的实验。在切除双侧海马的基础上，他们进一步精确地破坏了动物的杏仁核。他们发现正如预测的那样，有选择地额外破坏杏仁核并没有使动物的记忆障碍变得更严重。问题是，如果额外的记忆障碍不是源自杏仁核受损，那么它源自哪个大脑结构的损伤呢？细致地查看脑损伤的解剖特点可以为解答这个问题提供线索。神经科学家戴维·阿马拉尔（David Amaral）在动物的脑组织薄片上查看其大脑损伤程度时，注意到了一件对神经解剖学家来说显而易见的事情：损伤不只涉及海马和杏仁核。也就是说，这些动物的很多皮层也受到了损伤，程度不一。病人 H.M. 很可能也存在相同的损伤，因为外科手术经常会造成脑损伤。也许围绕着海马和杏仁核的皮层很重要，它们就是解开这个谜题的关键，然而之前从没有人考虑到它们，它们一直被认为是大脑视觉系统的一部分。

在这之后我便进入了记忆研究的领域。阿马拉尔管理着圣迭戈索尔克研究院（Salk Institute）的一个神经解剖学实验室，它位于加州大学圣迭戈分校的对面。阿马拉尔是内侧颞叶解剖组织方面的一流专家。在我看来，我们显然应该对这部分大脑的基础结构进行更细致的研究。因此当他们问我是否想接受这个挑战时，我立即抓住了机会。我觉得自己是戴维·利文斯通（David Livingstone）式的神经科学家，进入了大脑中最深奥、最幽暗的研究领域，之前鲜有人来到这里。

在 1987 年刚进入研究生院时，我本以为大脑中所有的部位都已经得到了详细的研究和描绘，但我很快发现有些脑区被遗忘了。我是最早认真研究它们的人之一。我采用了一些神经解剖学家们从 20 世纪初开始就一直在用的基本技术，仔细观察从颞叶关键区域切下来的脑组织薄片，用化学试剂对它们染色，以显示出神经元和神经胶质的细胞体的大小和构造。这项技术被称为"尼氏染色法"（Nissl Stain）。我观察了一些薄片，试图找出能够将不同脑区区别开的特征。在其他研究中，我追踪观察这些区域从什么地方接收输入信息，以及它们投射到什么地方。

在那 6 年里我花费了数百个小时独自坐在黑暗中，盯着高倍显微镜下的脑组织，试图识别出它们的不同特征。有时候，在显微镜下盯了数小时的脑细胞后，这些图像会在我眼前跳舞，就像美丽的抽象艺术作品。这是很困难、很细致的工作。为了驱赶孤独，我常常会听古典乐。星期六便是我最喜欢的"显微镜日"，早上我独自坐在黑暗中观察脑组织切片，收听名为"和卡尔·哈斯一起在音乐中冒险"的广播节目。这是一个非常棒的节目，我从中学到了很多音乐知识，从斯特拉迪瓦里如何制造出著名的小提琴，到门德尔松的交响乐中小提琴演奏乐段的精妙之处。广播节目播完之后是纽约大都会歌剧院星期六的日场演出，电台会播出完整的歌剧。我应该额外获得一个古典音乐欣赏的博士学位，因为在上学期间我花了那么多时间收听这些节目。在黑暗房间里度过的那些时光，虽然没有人陪伴，但至少我有音乐。

我从这些工作中能收获什么？我所研究的内侧颞叶的皮层区域被称为"鼻周皮层"和"海马旁回"，它们通过一个被称为内嗅皮层的结构向海马提供大量的输入信息。此外，我的研究发现，这些皮层区域是重要的大脑界面或"通道"，从广泛的脑区（涉及各种感觉功能）以及其他更高级的脑区（对奖励、注意和认知非常重要）接收输入信息。它们并不像之前研究者所认为的那样，仅仅是简单的视觉区域，事实上，它们是大脑里高层级信息汇聚的地方。虽然我使用的是比较过时的研究方法，但我的研究揭示了为什么这些脑区对记忆非常重要。它们之间的连接是关键所在。

然而只是描述这个区域连接的特点，并不能确切地告诉我们它的功能是什么。我继续研究以证明这些神秘皮层区域受到损伤便足以导致程度类似于 H.M. 的严重记忆障碍。这是又一令人震惊的发现，因为之前所有对记忆的研究都集中在海马和杏仁核上。这些新研究显示，神经科学家们一直忽视了一个重要的作用者，即围绕着海马与杏仁核的皮层区域。

同样明确的是，虽然我们暗示了一些皮层区域对记忆很重要，但这并不意味着拉什利的理论就是不正确的。他提出，记忆来自大脑皮层之间的复杂互动，没有哪个单独区域可掌管记忆功能。我的发现可帮我们识别出对形成长时记忆至关重要且有紧密关系的特定皮层，即海马和紧邻着海马的皮层区域。虽然拉什利在确定与记忆至关重要的脑区方面搞错了位置问题，但他有关脑区网络重要性的观点确实预示了另一个新发现，那就是，长时记忆能够被储存在同样分布广泛的皮层网络中，这些网络就是对输入信息进行首次加工的网络。

我读研究生期间的研究有助于确定两个新的脑区，并证明它们对长时记忆功能有多重要。此外这些研究还指向了另一个脑区，它位于鼻周皮层、海马旁回和海马之间，被称为内嗅皮层。研究显示，这个大脑区域在陈述性记忆中发挥着重要作用。最近的诺贝尔生理学或医学奖被授予两位来自挪威的神经科学界同行，他们描述了内嗅皮层在加工空间信息时发挥的重要功能。

加州大学圣迭戈分校的研究团队以及我都假设，病人 H.M. 的严重记忆障碍一定源于海马和其周围皮层的损伤。不出所料，在我完成研究并写完论文时，对 H.M. 进行的大脑扫描使研究者第一次看到了他真实的大脑损伤范围。这次具有历史性意义的磁共振成像扫描（这项技术使大脑结构被显现出来，包括将白质与灰质区分开）证实，H.M. 确实不仅海马与杏仁核受损了，而且其周围的皮层也遭受了损伤。扫描图像证明，我所做的所有研究都是正确的，为此我获得了博士学位并被授予了知名的林斯利奖（Lindsley Prize）。这个奖项由美国神经科学学会颁发，用以表彰行为神经科学领域中最优秀的博士论文。

虽然我从来没见过病人 H.M.，但我对他的大脑，对他能记住什么记不住什么有过那么多的思考，以至于我觉得自己好像认识他似的。我永远忘不了 2008 年 12 月 4 日的那个上午，当时我打开《纽约时报》，在头版上看到了他的讣告。首先令我震惊的是，在对他研究了 20 多年后我第一次知道了他的全名是亨利·莫莱森（Henry Molaison）。这很可能是整个神经科学界保守得最好的秘密，只有在他去世那天才被公布。这就像是在一位朋友去世时，了解到关于他的非常私密而珍贵的事情一样。碰巧那天我要上一节有关记忆的大课，我和学生们分享了这个消息，在分享的时候我甚至有些激动。他们一定认为我有点儿奇怪，但我真的是情不自禁。

亨利·莫莱森，即病人 H.M. 曾经为我们了解人的记忆奉献了那么多。从手术那天起，他便记不住之后的所有圣诞节、生日或假日，他甚至无法与别人建立深厚的关系，也无法为未来做计划。在手术那天他失去了一些宝贵的东西，但他的不幸丰富了我们对大脑和记忆的认知。我将永远敬重他的牺牲。

Tips 大脑课堂

磁共振成像

磁共振成像是一种强大而普遍的成像工具，它用强磁场和无线电波形成身体的图像，包括大脑的图像。这种普遍的成像方法也被称为结构成像，它被广泛应用于观察大脑的总体结构，以及灰质（细胞体）与白质（轴突通路）的边界。

聆听记忆的诞生

我在加州大学圣迭戈分校用了 6 年的时间掌握了神经解剖学和观察内侧颞叶中关键脑区之间连接的行为方法，以及了解到这些脑区受损会给人造成什么影响。虽然这些都是很重要的研究领域，但它们依然不能直接让你看到新记忆形成过程中大脑发生了什么。那就是我接下来想研究的。我想学习新方法，运用这些新方法来观察动物在完成不同的记忆任务时，其大脑的电活动模式。我想直接看到当动物学习新事物时，其海马中的细胞与电活动。作为博士后，我在全美医学研究院罗伯特·德西蒙（Robert Desimone）的实验室里谋取了一个职位，以从事这项研究。

德西蒙的实验室隶属于莫特·米什金管理的更大的神经心理学实验室。莫特·米什金曾发表过关于动物的海马和杏仁核受损会造成什么影响的论文，我在法国时曾听说过他。在全美医学研究院度过的四年半中，我学会了在动物完成各种记忆任务时，记录下单个的或一小组脑细胞的活动。这种研究方法被称为"行为神经生理学"，我们可以利用它观察与真实行为相关的大脑电活动模式，也可以直接了解特定脑细胞会对某种行为任务做出怎样的反应。这与脑损伤的研究形成了对比，例如在 H.M. 的病例中，虽然它改变了我们对记忆的认知，通过损伤去研究在本质上是间接的研究方法。我们研究的是大脑在损伤后与损伤之前相比，其所缺失的功能。而通过行为神经生理学，我们便可以开始了解正常的大脑对记忆任务通常会有什么反应。

值得注意的是，大脑中没有疼痛感受器，因此我们记录电活动所用的微电极不会对实验对象造成不适，它们使我们能够记录当动物学习或记忆新事物时发生的短暂电脉冲（即动作电位或峰电位）。我主要通过训练动物玩与记忆和学习有关的视频游戏，然后记录其单个脑细胞的活动，来弄清楚大脑是如何对不同任务做出反应的，以及当大脑记忆或遗忘时，脑活动的模式会发生怎样的改变。我专门研究内侧颞叶中的一个皮层区，即内嗅皮层，描述出当动物执行记忆任务时这个区域的神经活动模式。当时对内嗅皮层进行的这类研究非常少。但我知道，相对于内侧颞叶其他重要区域的生理反应特性，这里需要研究和认识的东西更多。这就是我希望自己集中研究的方面。

在全美医学研究院度过的四年半非常有趣，也非常有价值，因为他们教会了我行为神经生理学这种强大工具的复杂细节，我带着这些知识在 1998 年创立了自己的神经科学研究实验室。从这时，我的事业开始变得真正有趣起来。我已经从事记忆研究 10 年了，我不敢相信自己也能建立实验室了，我可以专心研究自己痴迷的科学主题——当新记忆形成时海马中发生了什么。我的研究其实是受到了最初对病人 H.M. 记忆障碍描述的启发。H.M. 能够理解当时发生的事情，但与我们不同的是，一旦他把注意力从那件事上转移开，就会立刻忘记它曾发生过。我们知道，人在头脑中保持记忆的能力取决于海马和周围的皮层区域，但我们不知道当新记忆形成时，这些脑细胞在做什么。这正是我将要研究的问题。

作为实验室的负责人，我需要做出的第一个决定是，让动物学习什么。它一定要简单，这样动物才比较容易学会，而且它应是一个我们已知的破坏了海马和周围结构就会导致不能顺利完成的任务。我决定采用需要动物将特定的视觉线索（比如狗、房子或大楼的图像）与计算机屏幕上位于特定方向的奖励目标联系起来的任务。我们知道这种形式的记忆被称为"联想学习"，是陈述性记忆的一个子类别（也就是说，它能够被有意识地学会并回想起来）。而且有很好的证据显示，海马及其周围大脑结构受损会导致对这些图像 – 目标的联想学习产生严重障碍。

我开始每天教动物学习多种图像与方向的关联，当它们能很好地完成任务时，我就在它们的大脑中植入一根细细的电极，记录下它们在学习过程中的电活动。

我终于能够窥视大脑，看一看当我们学习新事物时海马中会发生什么事情了。

以前人们之所以没有做过这类实验，其中一个原因是让动物学会新联系是很难的。事实证明，我选择的任务很适合。在给定的学习时间段内，动物能够学会多个新联系。这也正是我们观察新联系会以什么形式体现在海马中所需要的。

记录大脑中单个脑细胞的活动有点像钓鱼。首先，你要在湖边（或大脑里）找到一个好地方，你认为在那里能钓到大鱼（或脑细胞），然后你就等着。我用一根非常细的电极做记录，在它穿过其他脑区抵达海马之前，会经过数百个甚至数千个神经元。随着电极穿过神经元，我抽取脑细胞的电活动样本，短暂电脉冲会被记录为小"爆破"，你可以在监听器上听到它们。我的目标是，找出某个神经元的放电模式是否同动物学习图像与奖励目标之间的新联系有关。不过这并不是板上钉钉的事。在很多个日子里，我通过电极聆听神经元的活动，但都一无所获。它听起来就像一堆无线电杂音，没有节奏，无法推断出放电模式。然而有时候我也很幸运，会抓到一条大鱼，也就是那些表现出有趣电活动的神经元，比如，似乎只在出现特定图像时才放电的神经元，或者在呈现图像之间的空当里，当动物对目标之一做出反应时，大量放电的那些神经元。

我不断在海马中"钓鱼"，希望发现有趣的事情，在进行记录的几个月后，确实有某些事情开始显现出来。我注意到，在任务早期的尝试阶段，当动物没有学会任何联系时，我们所监听的某个神经元似乎不放电或极少放电。但是在任务后期，当动物学会较多联系时，这个神经元的放电活动就增加了。我还不能充分理解这个模式，还需要对以后的数据进行分析。然后它就会像我们脸上的鼻子那样显而易见了。

正如我所注意到的，在任务的早期阶段，当联系还没有形成时，这些神经元极少或没有明确的放电现象。但是当动物学会新联系时，某些神经元的放电活动会显著增加，是之前放电水平的两倍或三倍。电活动的增加并不是在所有联系被动物学会时都会发生，它只发生在学习某些联系时。这说明，海马中有一群特定的神经元，它们通过改变放电率来标志对特定新联系的学习行为。我意识到，我在聆听新记忆的诞生，它表现为这些神经元的放电。之前没有人以这种方式描绘过海马因学习发生的改变。我们所观察的正是海马的神经元如何编码新的联系，因为我们知道，这个脑区的损伤会损害新联系的形成，所以这项研究说明了，这种大脑活动的模式是学习新联系的关键。

因这项发现而激动不已的不仅是我和我的研究伙伴，还有整个神经科学领域的同行们。我们的研究是少数展示实时发生的大脑可塑性的研究项目之一，而且它与行为改变（对新联系的学习）直接相关。戴蒙德已经证明了，如果大鼠被置于刺激丰富的环境中，那么相对于刺激贫乏环境中的大鼠，它们的大脑中会有更多突触，但她没有在学习发生时或在记忆形成时对大鼠的行为进行测量。这相当于只是在假设，如果你的大脑变大了，那么这对行为或表现来说应该是好事。我们这项研究的长期意义在于，如果我们了解了大脑的这种功能，便可以在大脑因各种神经问题而出现障碍时复制它。换句话说，这些发现向我们展示了当新记忆形成时，正常海马中的神经元是如何工作的。由于 H.M. 失去了这些脑区，因此他无法形成新的记忆。重要的是，这些研究结论是开发治疗阿尔茨海默病、外伤性脑损伤和正常衰老所引起的联想记忆或情景记忆障碍的关键初始步骤。在纠正治疗这些神经疾病的过程中所产生的错误之前，我们必须了解，正常大脑在形成新记忆时是如何工作的。

Tips 大脑课堂

新记忆的形成

◆颞叶中的一部分脑区，包括海马、内嗅皮层、鼻周皮层、海马旁回（双侧各一个）对一种基本的记忆形式，即陈述性记忆至关重要。

◆陈述性记忆因它能够被有意识地表述出来而得名，其中包括对生活事件（情景记忆）和对事实（语义记忆）的记忆。

◆只有这些关键的颞叶区域工作起来时，新的陈述性记忆才能形成。当新记忆在成为长时记忆的过程中反复被回想起来，并与其他信息相联系时，也需要这些脑区的参与。

◆一旦这些颞叶区域完成了形成长时记忆的工作，它们便不再被需要了。之后长时记忆会存储于神经元的复杂网络中。

◆如果成年后海马受损，那么就没有其他脑区能够替代它。因此如果一个人失去了这个脑区，其记忆便没有了可塑性。

◆现在我们知道，海马中的神经元可以通过对某些习得的联系做出反应，以放电率改变的形式来标志新联系的形成。比如当你想记住某人的名字时，对于新学会的姓名与面孔的联系，海马中会有一群神经元在放电。

第3章

最宝贵的财富

在科研中领悟生活

那是一个晴朗的星期三早晨，我成为纽约大学的教师已经有一段时间了。那天早晨我急切地查看《纽约时报》的周三美食板块，那是我一周中最喜欢的板块。我激动地看到了一篇有关世界著名厨师托马斯·凯勒（Thomas Keller）的文章。我曾和父母去过凯勒的两家五星级餐馆。我很期待看到关于招牌黄油或罕见的野生蘑菇的有趣文章，因此看到这篇文章讲的是凯勒恢复与他父亲的关系时，我不免有些吃惊。

在凯勒5岁时，他的父亲离开了家，从那时起，凯勒只是偶尔会与父亲联系。直到这位大厨40多岁时，父子之间才建立起真正的感情。他们非常享受彼此的陪伴，甚至老凯勒也搬到了扬特维尔，靠近儿子居住。两个人都很喜欢他们的新关系，一起吃饭，尽情地享受生活。毫无疑问，美食和纳帕谷的美景增加了他们团聚的喜悦程度。但是可怕的车祸使凯勒的父亲瘫痪了，他需要持续的照顾和看护。凯勒全力以赴地帮助父亲康复，开始了随时把坐轮椅的父亲带在身边的生活。在儿子的精心看护下，老凯勒多活了一年，在这一年里他得以继续享受着自己的爱好。

这是一篇感人的文章。我能够感受到凯勒失去父亲的痛苦，他在人生中那么晚的时候才逐渐了解父亲。但最让我感动的是文章中所引用的一句话，它是凯勒对整件事的总结，凯勒说："在临终时，想一想我们拥有什么，我们拥有的是回忆。"看到这里我哭了起来。

我之所以哭不只是因为这个故事很感人，还因为这个故事让我想到了自己。我用了超过 16 年的时间来研究记忆的机制，却没有认真思考过记忆对我意味着什么。是的，我思考过病人 H.M. 以及因为没有内侧颞叶而致使他丧失的一切，但是我从来没有花时间想过我自己的记忆对我来说是多么宝贵。我有哪些记忆？刹那间进入我脑海的记忆都是研究、实验室工作、获得学位、获奖和取得研究基金。我意识到我近期的记忆都与科学有关。

但是我也有童年的记忆，我记得小时候和父母、兄弟共同生活的场景。如果我集中注意力，那些场景便像幻灯片似的开始显现在我的脑海里。托马斯·凯勒是对的吗？难道我们的回忆不是我们最宝贵的财富吗？

"我爱你"战胜了失忆症

虽然因大脑损伤导致健忘症的案例比较罕见，但健忘症病人受损的脑区与痴呆症和阿尔茨海默病患者受损的脑区相同。看到托马斯·凯勒那篇文章的几个月后，我接到了母亲的电话。她告诉我，父亲感觉身体不大好，他对母亲说自己不记得怎么去便利店了，而在过去 30 多年里他经常去那家店买咖啡。突然之间，我父亲的记忆蒸发了。

我不是神经科医生，但我知道父亲的症状不只是因为衰老，不是由于他大脑中的记忆中枢开始逐渐减速而引起的健忘。我立即采取行动，通过在斯坦福大学的同行为父亲预约了一流的神经科医生。我和父母一起去见医生，结果父亲被诊断为患有一般性痴呆症。

我无法用言语表达我当时的无助感。我可是与记忆有关的脑区方面的专家，但是我却完全无力帮助父亲。如果我连自己的父亲都帮不了，那么我的研究有什么意义呢？这真令人灰心丧气。

我决定即使我不能治愈父亲，也要设法帮助他减缓病症。在这个过程中，我也帮助了母亲和我自己。

在那个灾难性的事件之前，我一直在努力改善并充实我和父母的关系（很像托马斯·凯勒）。虽然我们从来没有形同陌路，但也不算亲密。很多年以来，我和父母好几个月只说一次话，我们已经养成了不经常交谈的习惯。从我这方面来说，我太忙了，忙着实现我的梦想，成为神经科学终身教授。从我父母的方面来说，我觉得父母已经接受了这种现实，我成了他们期望中的女儿，拥有成功的学术事业，干劲十足，而这样的女儿似乎就必然很少与他们交流。

然而当我迈入40岁时，我决定拉近我们之间的距离。首先，我通过每周打一次电话来表明自己的态度，他们欣然接受了这个改变。因此在父亲的记忆出现问题之前，我已经经常和父亲交谈了。诊断结果出来以后，父亲依然是父亲，他还是那么和蔼，有幽默感，喜欢问我是否看过非常棒的百老汇演出，还总喜欢听我说一说纽约新开的餐厅。他只是不记得午餐吃了什么，或者上周的家庭聚会都有谁参加。

然而记忆也会以不可思议的方式起作用。父亲被诊断为痴呆症后的某一天，我决定改变我们家的一个传统。虽然我们彼此绝对礼貌而友好，但缺乏热情。我想让人们把我们当作日裔美版的《唐顿庄园》中的一家人，只是没有口音，没有仆人和房产。

虽然我的父母毫无疑问非常爱我和我的兄弟，但事实上，我们从来没有这样表达过。在我们的家庭文化中，这不是应有的做法。当得知父亲患有痴呆症后，我意识到，我想开始对我的父母说出那三个字。我希望（或需要）他们知道我真的爱他们。

但是我遇到了一个问题。我知道我不能预先不做任何解释地就开始说"我爱你"。这就像毫无原因地突然不再跟他们说英语，而开始说俄语似的。

我认为，我必须先征得他们的同意。

然后我想：等一等！我已经是一个成年女性了，难道要请求父母允许我对他们说"我爱你"？这也太荒唐可笑、太尴尬、太让人不自在了吧。但是接下来我意识到，令我烦恼的不是请求他们允许时的难为情，而是担心他们会不同意我的做法。我知道，那肯定会让我感觉糟透了。

好吧，唯一的出路是试一试。某个周日的晚上，我鼓足所有勇气，打通了我定期会打的电话。显然那不是普通的周日夜晚，那是"重要请求"之夜。每周日晚上的电话通常是我先和妈妈交谈，分享这一周我的生活情况，然后她把电话给我爸爸，我会再跟他分享一遍。我开始担心自己会临阵退缩，不敢提出自己的问题，因此我决定把这次电话的主题定为"放轻松"。我应该像对待其他请求一样对待这个请求，比如"嗨，妈妈，我们改在周一晚上通电话怎么样"，这就是我的策略。不过这似乎比说出以下这句话更容易："嗨，妈妈，让我们试着一下子改掉几千年来根深蒂固的日本文化，开始对彼此说'我爱你'怎么样？"

电话的第一部分就像其他周日的电话一样。我问母亲这周过得怎么样，告诉她我的近况。那天晚上我特别愉快，于是在谈话中插了一句。

"嗨，妈妈，我意识到我们从来没有在电话里说过'我爱你'。如果我们开始说'我爱你'，你觉得怎么样？"

交谈出现了暂停。

很漫长的暂停。

我想我当时一定屏住了呼吸。她最后回答道："我觉得这是一个好主意！"

我大口大口地吸气，然后无声地大大松了一口气。

我继续坚持我的"放轻松"主题，回答道："好极了！"电话交谈以我们那周做了什么而告终，我能感觉到我们的声音变得紧张起来。我们就像两只警惕地绕着对方转的野生美洲豹。为什么会紧张？因为我认为我们俩都知道同意说"我爱你"是一回事，而第一次真正说出"我爱你"是另一回事。

但那是我的主意，所以我只能不畏艰险地说："好吧（换种说法就是，准备好，妈妈）……我爱你！"我用夸张、洪亮的迪士尼式的声音说出来，以掩饰我的不自在。

她回答道："我也爱你！"同样是很夸张的声音。

我不想撒谎，那真的非常困难、非常尴尬，但我们说出来了！

感谢上帝，一切都结束了！

我知道只要我妈妈同意，我爸爸也会同意。那晚在与他交谈时，我请求他的允许，他答应了。我们尴尬地对彼此说"我爱你"，历史性的"重要请求"之夜结束了。

当挂断电话时，我本应该感到骄傲和幸福，是的，我确实感到骄傲和幸福，但我却突然大哭起来。事实上，刚才发生的事情完全不轻松。那天晚上成年的我第一次对我的父母说出"我爱你"，他们也对我说了"我爱你"。由此我们改变了家庭文化，永远地改变了。这很感人，我流的是喜悦之泪。

在接下来的一周里，我高兴地发现对妈妈说"我爱你"已经不那么尴尬了。然后轮到爸爸。我意识到他可能不记得上周的谈话了，因此我准备好提醒他我们的约定。但是那天晚上，爸爸非常令我吃惊。那天晚上以及从那之后的每个周日晚上，爸爸都会先说"我爱你"。他记住了。有时他记不清我准备回家过感恩节还是圣诞节，但他记得每次电话结束时对我说"我爱你"，一次不落。

作为一名神经科学家，我立即意识到为什么会发生这种事情。这是情绪强化记忆的一个很好的例子。前一周女儿问爸爸她是否能对他说"我爱你"时，我爸爸感受到了爱，或许还有骄傲，这些情绪战胜了痴呆症，使他形成了新的长时记忆。当事件或信息唤起我们的情绪时，杏仁核就会被激活。我们知道这个脑区对加工情绪至关重要，而且有助于增强由海马加工的记忆。这说明情绪与认知，或者感情与学习是相互依赖的。

那天晚上，尽管我爸爸患有痴呆症，但他依然形成了新的长时记忆。可以肯定的是，关于那通电话的记忆会一直保存在他的大脑中。

什么样的记忆最难忘

我爸爸总会记得在电话结束时说"我爱你"是情绪如何强化记忆方面的一个案例。但是让杏仁核加大马力的情绪并不是唯一能增强记忆的事。例如，我对父亲的请求与我们40多年来的其他交谈内容相比显得非常新奇，新奇性是强化记忆的另一个重要因素。你看，我们的大脑天生倾向于留意新奇的事物。这其实是一个安全问题，因为我们要警惕环境中可能有威胁的新事物。我们的大脑倾向于对新刺激做出强烈的反应（从动作电位的角度说）。例如，相对于我们每天都会看到的同事的面孔，全新的面孔会让大脑的反应更强烈。结果是新奇的信息也比较容易被记住。

不过还有其他一些能够改善记忆的重要因素，我是在橄榄球季和棒球季时从爸爸身上发现的。他常常告诉我，他看了哪场橄榄球赛或棒球赛，尤其是在球赛非常令人激动的情况下。就在几天前，他告诉我，他真的很喜欢看2014年世界职业棒球大赛中旧金山巨人队战胜堪萨斯城皇家队的那场比赛，那场比赛特别激动人心，因为巨人队在"抢七"比赛中获胜了。老实说，我并不太关注棒球，不得不搜索一下网页以确定他说的是否对。

事实证明，患有痴呆症的人可以形成良好的记忆。秘诀就在于，我爸爸非常喜欢棒球，尤其是巨人队，他一辈子关于巨人队的记忆使他很容易记住世界职业棒球大赛的细节。他与巨人队的所有联系为记忆这则新的但有关联的信息提供了框架。这则新信息就是：巨人队获得了2014年世界职业棒球大赛冠军。我们知道海马的主要功能之一是，有助于人们将记忆中最初无关的项目联系起来。更大的相互联系的网络被存储在皮层中，但当海马能够将新项目（比如巨人队成为世界职业棒球大赛冠军）与有关该项目的其他信息组成的更大网络联系在一起时，学习和记忆那条信息就会变得比较容易。这使得我的爸爸依然没有改变，尽管他形成新记忆的能力有所减弱。他拥有牢固的记忆网络基础，这是他一生建立起来的，其中有他喜爱、思考和关心的事情，比如他的家庭、美食、百老汇、棒球和橄榄球。我很感激记忆的这个方面，它使爸爸依然记得所有他最喜欢的事情。

Tips 大脑课堂

定义痴呆症和阿尔茨海默病

痴呆症和阿尔茨海默病有什么关系？痴呆症是一个综合性的术语，它描述了一系列症状，主要包括记忆功能、计划能力、决策能力和其他思维能力的衰退，这些症状严重到足以影响人们的日常生活。这个术语并不指称具体的某种疾病。阿尔茨海默病是最常见的痴呆症。估计 60% ~ 80% 有痴呆症迹象的病人患有阿尔茨海默病。阿尔茨海默病最普遍的症状是患者难以记住事物名称和最近发生的事。一种蛋白质片段，即被称为 β - 淀粉样蛋白的沉积（学术上称为形成斑块），以及另一种被称为 Tau 蛋白形成的神经纤维缠结与阿尔茨海默病有关。在晚期病人的大脑中可以看到遍布的斑块和缠结。如果想了解更多信息，可以查看阿尔茨海默病协会的网站（www.alz.org）。

为人生留下更多美好回忆

是的，我在努力改善我与父母的关系，但事业依然是我生活的中心。我对记忆的新认知使我意识到，自己所拥有的宝贵记忆是多么贫乏。请不要误解我的意思，我拥有很多很棒的同事和工作伙伴，多年来我也为了自己的事业与他人建立起了牢固而富有成效的协作关系。很多人认为我是精力充沛、多产的人，但很少有人把我当作挚友，更不用说我一直单身了。嫁给科学对我来说就足够了吗？

我专注于工作，特别是专注于在科学上取得成功并不是什么新鲜事了。读本科时我就立志要成为一名神经科学家，成为一名像戴蒙德教授那样的老师。颇具讽刺意味的是，戴蒙德教授不仅是科学方面的偶像，她也是平衡生活与工作方面的偶像，她不仅管理着相当有影响力的研究实验室、拥有令人瞩目的教学声誉，她还拥有丈夫（其丈夫也是一位科学家）、孩子和活跃的社交生活，她每周都会与研究生进行网球比赛。但是出于某种原因，我认为我不必模仿她的其他特点。我的全部注意力都集中在她对科学研究的热情和事业的成功上了。

当在全美医学研究院开始我的博士后研究时，我对工作变得更加执着。通常一周 7 天，我会从位于哥伦比亚特区的公寓驱车 40 分钟前往位于马里兰州贝塞斯达市全美医学研究院里的小办公室，在那里工作，周而复始。是的，那时我确实和一群杰出的博士后同事有交往，甚至还先后和两位同事约会过。正是在那时，我亲身体会到了为什么人们会警告你不要和同事约会。但是这些在我的人生规划中都只是短暂的插曲。自从弗朗索瓦之后我再没有交过真正的男朋友。

我已经形成了有关自己的一套理论，它规定着我的生活方式。我的理论是，衡量自我价值的标准只能是我发表了多少篇论文、获得了多少研究基金和奖项。当时这套理论很说得通，因为那是我赢得最多关注和他人认可的人生领域。而且对我来说，这也是容易遵从的信条。没日没夜地工作对我来说比较容易，这样就没有麻烦的情感纠葛需要处理，只要竭尽所能地工作就好了。是的，我可以那样做，并且我很擅长那样做。

不过由此也产生了两个必然结果。第一，我不适应完全非科学的社交环境。对于谈论科学的社交环境我很有信心，如果可以谈论我对工作的热爱，那我就很在行了。但问题是，我不知道如何谈论其他事情，这使得我与他人的交谈既尴尬又无趣。第二，在那个时候我还认定男人对我没有兴趣。对此我可以列出一大堆证据。想一想我在研究生院的经历，整整6年，我只有一次真正意义上的约会。事实上也有其他人约我，但由于第一次约会很糟糕，于是我对其他人说我太忙了，不能再出去约会。我曾和自己实验室里的一位男士约会过，他让我觉得和工作环境疏离了，甚至让我对自己的约会能力变得更加没有信心。是的，我的理论显然是正确的，男人对我不感兴趣，所以不值得我费力去和他们约会。

　　来到纽约大学的第一年，令人吃惊的是，著名女性摄影师安妮·莱柏维兹（Annie Leibovitz）居然要为我拍照，照片将用在她有关女性的摄影作品集《女性》（Women）里。这件事的起因是我的教学工作，系里曾要求我为一群平均13岁的聪明孩子组织一场持续一整天的讲座。这些孩子在学术能力评估测验预考（PAST）中取得了优异的成绩。在上完玛丽安·戴蒙德的课程后，我对人类神经解剖学已经能应对自如了，因此决定教学生们人类大脑解剖学这门课程。为此，纽约大学的校报刊登了我的一张照片。在照片中，我手捧一个经过处理的人类大脑（就像戴蒙德教授最初给我展示的那样），一群着了迷的少年盯着它。知名女作家苏珊·桑塔格（Susan Sontag）看到了这张照片（她是大学的助理教师），认为我是知识女性的杰出代表，故建议莱柏维兹邀请我在她的摄影作品集中出镜。

　　我不是那种扭扭捏捏，需要被反复邀请才答应的人，莱柏维兹很快就来到了我的实验室里。最后我的照片整整占了她摄影集两页的篇幅，介于知名女演员弗朗西斯·麦克多曼德、格温妮丝·帕特洛和布莱思·丹纳之间。这相当吸引人，不是吗？

　　有人看完照片后说，我的实验室门外一定有成排的男人等着追求我。

我的回答是："哈！"这对如此善意的赞美貌似并不是一个很礼貌的答复。

尽管我确实是安妮·莱柏维兹的模特，但从来没有成群的男人在我的实验室门口候着，更不用提我的公寓门口了。看到了吗？男人根本对我不感兴趣。

尽管我沉迷于工作，缺乏社交生活，但我允许自己享受一个乐趣：美食。一部分是在波尔多时受到了弗朗索瓦的熏陶，但大部分是受到了家庭的熏陶。我热爱美食，纽约的餐厅也都非常有趣，我会阅读所有关于餐厅的评论（因此我才会注意到关于托马斯·凯勒的那篇文章），留心听各种有助于我找到最好、最有趣的餐厅的传闻。

当我刚到纽约大学做助理教授时，我高兴地答应和一位同事为系里筹办为期一年的"演讲人"系列活动。我们收集全体教员对演讲者的建议，去邀请他们，并负责演讲者演讲期间的主持和招待工作。我非常喜欢这项工作的真正原因是，我可以自主选择带演讲者去哪家餐馆。我充分地利用这个机会，搜寻并选择我认为对演讲者来说堪称完美的餐馆。与演讲者一起外出吃晚饭成了我唯一的社交生活，像我一贯的作风那样，我全力以赴地投入了对餐馆的研究中。

我在所能找到的纽约最有趣的餐厅里吃饭。我喜欢尝试新餐馆，也成了周围几家餐馆的常客。当侍者开始因为我常去那里吃饭而免费赠餐时，我就知道自己真的是老熟客了。所有这些围绕美食进行的"研究"只会产生一个结果，那就是我变胖了。

在成为纽约大学的终身教授后不久，我入选了美国国家科学院托兰研究奖（Troland Research Award）。这项年度大奖是为了表彰美国实验心理学领域中 40 岁以下的杰出研究者的。获得这个奖项是非常令人激动、让我备感惊讶

的荣誉。尤其是在 2004 年 4 月，我的父母也从家乡飞来参加在华盛顿举行的
国家科学院颁奖仪式（见图 3-1）。我在加州大学圣迭戈分校时的论文导师拉
里·斯奎尔也在那里，他本身就是国家科学院的成员。之后他、我的父母和我
共进晚餐，庆祝我获奖。

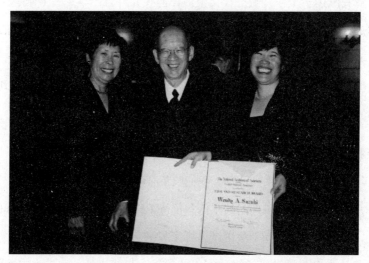

图 3-1 作者（右一）手拿托兰研究奖证书与父母的合照

是的，在照片中我微笑着，那天晚上我确实很开心。但是在微笑的面孔
之下是一个 39 岁女人的心，她意识到了一些事情：年复一年，除了她的事业
和神经科学实验，她没有时间思考其他事情。当我尝试性地把头伸出我的实验
室，看一看纽约市时，我发现自己孤零零的。就好像我过着双重生活，我的科
学生活像一个永远让人不愿离去的大派对，可以和很多迷人的同事交谈，总
有新鲜有趣的事情发生；而相比之下，我的社会生活则像克林特·伊斯特伍德
（Clint Eastwood）执导的西部片中被遗弃的鬼城，一团团风滚草在满是灰尘的
马路上滚动。在极尽所能地探索科学和获得渴望已久的终身教职的过程中，我
失去了太多。

从那张在托兰研究奖颁奖仪式上拍摄的照片中，你可以看到我正在变胖。然而发生改变的不仅仅是我的腰部曲线，还有更重要的事情：我终于实现了我的目标。我获得了纽约大学的终身教职，拥有了自己的大实验室。是的，我很开心，但又感到有点失落。在获得终身教职后，我的下一个目标是什么呢？我可以努力获得比助理教授级别更高的正教授职位。但除此之外还有其他什么值得追求？我之前以为一旦获得终身教职，我将拥有一切。事实是，我拥有了一个头衔以及我所热爱的研究项目，但再没有其他了。

或许我应该更多地关注托马斯·凯勒，开始做一些对我来说真正重要的事情。

思考这些是令人恐惧的，这意味着我不得不承认现实情况有多糟糕，我还没准备好。那一刻我意识到之前很多事情都错了。我该怎么办才好呢？我怎么找回那个梦想成为百老汇明星的小女孩呢？怎么能再次成为那个浪漫的、爱上法国调音师的女人？那个女人去哪儿了？

我要把她找到，我要运用我的大脑来解决这些问题。

Tips 大脑课堂

什么使得事情难以忘记

虽然我们仍在等待着有谁能发明出神奇的记忆药丸，使我们能够记住自己想记和需要记住的事情，不过这里有一些能帮助你加强记忆的实用小技巧。

◆ 回想的次数越多，记忆越深刻。虽然这是老生常谈，但千真万确。在神经层面上，我们每重复一次，与记忆相关的突触连接就会加强，使它能够抗拒来自其他记忆或记忆衰退的干扰。通过重复，与注意系统相关的神经网络就会被调动起来。换言之，我们容易记住自己关注的事物。

◆ 如果你想记住新东西，试着将它与你所熟知的事物联系起来，这会很有帮助。记忆中的联系越多，记忆便越牢固，这样你便可以通过各种各样的途径来提取记忆。如果一条线索无效，总会有其他线索能帮助你提取它。

◆ 我们知道，伴随情绪的记忆比其他记忆更持久、更牢固。那是因为，对加工情绪至关重要的杏仁核能够在海马的帮助下形成非常持久的记忆。从进化的观点来看，杏仁核（大脑中最古老的部分之一）会自动地给我们发出信号，无论环境中的事物对我们是有益的还是危险的。随着人类大脑进化为更复杂的器官，一旦杏仁核发现突出的情感体验，它就会让海马进行加强。它向海马发出信号：记住这个时刻，它让我欢笑、哭泣或害怕地尖叫！正是因为这个原因，我们强烈的情绪记忆似乎被印刻在了大脑中，经久不衰。

◆ 大脑天生倾向于注意新奇的事物，因此真正新奇的事情会令人难忘，比如你在加利福尼亚州遇上的唯一一场雪，或者第一次看到流星雨。

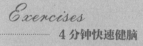

向记忆冠军取经

　　我最近在旧金山湾区做了 TED 演讲，其他演讲者有 2008 年美国国家记忆冠军切斯特·桑托斯（Chester Santos）。他在那天记住了短暂相识的 80 ～ 90 名听众的名字，令在场的每个人都赞叹不已。接下来他做了更令人不可思议的事情，他非常快地记住了以下 15 个名词：猴子、杠铃、绳子、风筝、房子、纸、鞋子、蠕虫、铅笔、信封、河流、岩石、树、奶酪、硬币。

　　他告诉观众，他可以让我们在大约三分钟内记住这些词。我们都屏息等待着。然后他使用了一些技巧，包括让词汇显得很新颖、能引发观众的情绪和联想。他告诉我们，记住一长串无关事物的方法是，用这些事物编一个故事，故事越新奇、越有趣，记忆就会越深刻。然后他为我们讲述了这样一个故事。开始时他让我们想象一只猴子在举杠铃（新奇而有趣的景象）；然后一根粗大的绳子从天而降，想象你感受到了绳子的质地。你抬头向上看，看到绳子连着一只风筝。当你刚看到风筝时就刮来一阵大风，把风筝刮进了房子。房子里铺满了纸片。再想象数百张黄色的黏性便笺把房子都铺满了。接下来出现了一只巨大的鞋子，它开始在铺满纸片的房子里走动，弄得到处都是鞋印。这只鞋非常臭，想象一只小蠕虫在鞋底部钻了个洞，从洞里爬了出来。突然蠕虫变成了一支铅笔，开始在屋顶上的信封上写字。又刮来一阵大风，铅笔和信封都被刮到了一条湍急的河流里。然后想象这条河波涛汹涌，波浪拍打着一块巨大的岩石。岩石变成了一棵美丽的树，这棵树不同寻常，树上结着奶酪。接下来发生了最惊人的事情，树上的奶酪突然开始向外射出硬币。

好吧，我们都赞同这是一个颇为奇幻的故事。但是它有多令人难忘呢？接下来桑托斯开始再次背诵这个故事，所有听众（包括坐在前排的我）在他讲故事的时候，都大声喊出了关键词。显然他的奇幻故事确实有助于我们记忆。然后他让我们背诵那个词汇表，全场 300 多人同时从头至尾地背出了这一长串词汇，没有出错。太不可思议了！他给我们讲了一个难忘的故事。而构想出你自己的奇幻故事显然需要练习，它将有助于你记住一长串的东西。非常酷的是，桑托斯使用了我们所知的能够改善记忆的工具，即联系、情绪（幽默）和新奇性，这些都在他的故事中被发挥得淋漓尽致，加快并优化了学习进程。我彻底为之折服。当我需要记住各项待办的事项或演讲中需要表述的观点时，我就会练习着编出自己的奇幻故事。

第 4 章

重塑身体、大脑与心灵

锻炼，减肥，约会

　　人的一生中常常会有一个决定性的时刻，促使他们下定决心改变自己的坏习惯，比如开始锻炼身体。一次健康危机、一次同学聚会或者一张不美化就无法看的照片等，都有可能产生这样的作用。我的身体不够健康而且超重，但之前我也只是一时兴起地尝试改变我久坐不动、吃货般的生活方式。直到在南美洲，在激流中玩漂流时我才意识到自己迫切需要开始健身了。

一次漂流引发的改变

　　2002 年 7 月，我们准备在秘鲁中部的科塔瓦西河度过美好的一天。我们无畏的向导马克掌握着橡皮船的方向。我和一群探险者结伴而行，这些探险者中有来自北加州地区的铁人三项运动员、一对父女、热爱河流的夫妻、超酷的冲浪运动员塞亚·希金斯（Cea Higgins），而我和一个两岁孩子的母亲在这趟漂流之旅中成了搭档。为了摆脱无休无止的科学苦役，我报名参加了这场有一点儿冒险的旅行。我们在这条湍急的河流中呼啸而下。科塔瓦西河位于世界上最深的峡谷中，两侧是灰色岩石叠起的峭壁。这次旅行是我在过去几年里参加的最后一场冒险旅行。这些冒险之旅包括，在克里特划独木舟、在津巴布韦的赞比西河漂流。在纽约市我一直过着与世隔绝的实验室大鼠般的生活，但每年我都会让内心那个渴望环球旅行的自我放纵一次，让自己尽可能地远离纽约市忙忙碌碌的生活。对我来说，在激流中漂流或在充满异国情调的地方划独木舟就可以达到这个效果。

在来到科塔瓦西河之前，我们先要从秘鲁的阿雷基帕市机场乘坐 6 个小时的公共汽车来到我们旅馆所在的小镇。那是一家乡野气息浓郁、非常简朴的旅馆。之前我们被告知，要经过 10 个小时"严酷的"徒步旅行才能抵达科塔瓦西河上停泊橡皮船的地方，而且一路走的还是印加古道。我永远忘不了出发那天早上洗的冷水浴，真是冰冷刺骨（冒险旅行中会常常没有热水），也忘不了徒步中跟我们一起前行的骡子。那天天气晴朗，阳光灿烂，在彼此介绍后我们一路闲聊，不知不觉中漫长的徒步就结束了。我们都很疲惫，但很高兴终于来到了漂流地点，我们的橡皮船被牢牢地系在河岸边。我当时在想，那些在水中起起伏伏的橡皮船应该也像我们一样急不可耐，渴望去探索科塔瓦西河。

每天在经过漫长的漂流后，向导会在河岸上挑选露营地。每天晚上露营时，我们的首要任务是，从橡皮船上把露营装备和个人行李搬运到营地。为了完成这项任务，我们一个挨一个地站着，组成了一条人体"传送带"，把每一件行李和装备由一个人传递给另一个人，直到传送到露营地。有时我们的"传送带"会从河边一路爬上一个陡峭的斜坡。

正是在第一个晚上站在这条"传送带"之中时，我听到了清晰响亮的"健身警钟"。这是为什么呢？因为那天晚上站在这条"传送带"中时我意识到，自己的上肢力量小得可怜。在那时，我已经练了几年瑜伽，柔韧性已经有所提高，但没有进行任何力量训练或有氧锻炼。而现在，我发现了自己大脑中最薄弱的连接。不仅那个和爸爸一起来旅行的 16 岁女孩比我强壮，而且几位 65 岁以上的老人也都比我有力量。当然我的同伴们从来不会让我像虫子一样被大行李包压扁，相反，站在我两侧的两位同伴会越过我直接传递最重的行李包，而且搞得我好像是在帮忙，真感谢他们让我保住了面子。

我非常羞愧，毫不夸张地说，我连自己的行李都搬不起来。

我被迫认清了一个令人丢脸的事实：我年轻、健康、有才能，但为什么却总是跟不上旅行同伴们的节奏呢？

正是那天晚上站在"传送带"中时，我对自己做出承诺：一回到纽约我就要健身、恢复体形，让自己变得强壮、健康、敏捷而迅速。

告别压力和脂肪，重返健康

漂流冒险之旅回来两天后，我便开始兑现我在科塔瓦西河边对自己做出的承诺。我来到离实验室不算远的一家新开的健身俱乐部。这家健身俱乐部时髦而华丽，器械应有尽有，还有瑜伽室、普拉提训练室、健身房、私人教练、高档的更衣室、桑拿房和游泳池。从我上班的地方到这家健身俱乐部只需要步行 15 分钟。简直太完美了！我立即注册成为会员，会员顾问建议我试一试私教，因为新会员服务项目中包含一期免费训练课。我下定决心要有针对性地健身，因此径直向贴在墙上的布告板走去，布告板上有所有教练的简介。我仔细地挑选着看起来能让我快速恢复体形的教练。5 天后，我跟着私教卡丽·纽波特（Carrie Newport）上了第一堂课。

在这家健身俱乐部里，卡丽算是比较新的教练，她正在努力增加自己的客户量。事实证明，对我来说，她是一位完美的教练。她充满热情、知识丰富，在锻炼计划的设计上富有创意，而且做事很有条理。每周和她一起训练两到三次真的是一件很愉快的事。最棒的是，我很快看到了锻炼成果，不仅我能够推举的重量增加了、完成的次数更多了，而且我的体形也发生了改变。只要你有规律地锻炼，且坚持不懈，你的肌肉就会变强。作为私教课程的补充，我还充分利用了健身俱乐部的公开健身课。他们有非常棒的舞蹈老师（纽约有很多出色的舞者，健身俱乐部邀请了他们来做老师）。我还很喜欢有氧运动、力量训练和健美操。我尝试了所有的课程！

当回顾那段时光时，我才意识到从秘鲁之旅回来后，我一下子改掉了许多旧习惯，也养成了许多新习惯。所有关于破除旧习惯的书都说，这是很难做到的，因为习惯性行为根深蒂固，是潜意识的。但是我突然从一个从不去健身房的人变成了健身房的常客，好像也没有那么困难。发生转变的原因是什么呢？

第一个关键因素是，那天晚上在科塔瓦西河的河岸上，我获得了深刻的领悟。这番领悟让我第一次认识到自己的健康状况，我下定决心再也不要成为未来旅行中最柔弱的那个了。这成了我锻炼身体的动机。第二个关键因素是，除了花大价钱成为健身俱乐部的会员外，我还聘请了私教来指导我每周锻炼两到三次。我希望自己的钱花得值，这是我充分利用每一堂私教课的额外动机。卡丽确实帮助我渡过了难关，促使我养成了定期去健身房的新习惯。她总是给予我很多积极的反馈和鼓励，给我安排有趣而有富有变化的锻炼计划，她个性活泼热情，这一切使得锻炼的过程非常愉快。第三个关键因素是，在从秘鲁回来后的一年到一年半内，我很快看到了锻炼的成果，我的力量明显增加了，身体也发生了改变。单单这些激励因素便足以让我毫不犹豫地坚持定期参加卡丽的私教课。

在卡丽的指导下，经过 18 个月的举重训练和有氧锻炼后，我达到了自己初步的健身目标。我变得更加强壮了，无论加入何种"传送带"去搬运巨大的装备，都不在话下。我的有氧能力水平提高了，可以应对卡丽设计的任何有氧体能测试。现在我热衷于去健身房，而且是那里的常客，我总是很准时，你甚至可以据此来校正手表。我正一路成为真正的健身房"小白鼠"。

虽然有了这些积极的改变，但那并不意味着我就完全健康了。虽然在2004年我的身体比2002年时强壮了许多，但我依然超重，甚至从2004年开始变得更胖。原因主要有两个。第一个显而易见的原因是我的饮食习惯。我依然放纵自己去最好的餐馆吃饭，点我所能找到的最好的外卖。我经常光顾办公大楼一层的售货机（去一层是为了隐藏我吃零食的可怕习惯，以免被其他楼层的同事发现）。在大多数锻炼开始之前，我会在健身房享用我最喜欢的巧克力棒，它柔韧耐嚼的焦糖与底层松脆的饼干相混合，再包裹上一层巧克力，让我实在无法抗拒。我觉得我是在为锻炼集聚力量和能量。所以虽然我变得强壮结实了很多，但依然在1.62米的身体上贴了太多膘。

我意识到除了戒掉吃巧克力棒的坏习惯之外，我还需要注意吃什么和吃多少的问题。当时阿特金斯饮食法和迈阿密饮食法非常流行，这促使我思考自己每天摄入了多少碳水化合物。例如，早餐我喜欢吃华夫饼，用新鲜出炉的华夫饼配黄油和糖浆。不只是周日早晨这样吃，而是天天如此。我会以最快的速度在家做出最美味、新鲜的华夫饼，它们迅速从盘子里进到我的嘴里。如果吃烦了华夫饼，我会出去买一大块农夫面包、核桃面包或大枣面包，配上黄油当早餐。纽约市的面包店数量多得超乎你的想象，而且比我在加利福尼亚州或华盛顿特区吃过的面包都好吃。面包真是美味啊！午餐一般也是三明治。我一般会在自己所住的格林威治村的餐馆里吃晚餐或者叫外卖（包括很多意大利面），那里的餐馆很多，而且棒极了。我最喜欢的料理之一是索霍区一家泛亚餐厅提供的韩国烤牛肉配面条。这道菜足够两三个人吃，但我自己就能把它吃完，还会把附赠的米饭泡着美味的酱汁一起吃掉。真是太好吃了！因为有这样的饮食习惯，所以尽管我经常锻炼，最后还是超重 10 公斤。

健康、肥胖和忧虑这三个词最适合用来形容 2004 年时的温蒂·铃木。我之所以忧虑主要是因为，当时有另外一个重要因素影响着我的生活。当时我恰逢专业学者必然要经受的考验：获取终身教职。这就像给门外汉看文学作品索引似的，首先，你必须足够幸运，有非常好的研究型大学愿意聘用你，给你提供闪亮的新实验室和一笔资金，足以让你做出突破性的神经科学研究，但最多也维持不了几年。这就是 1998 年时发生在我身上的情况。一来到新单位，你立即马不停蹄地开始建立自己崭新的实验室，同时为了增加获得资助的机会，你开始疯狂地写尽可能多的基金申请，这样你的实验室才不至于在几年后启动资金耗尽时关门大吉。哦，与此同时你还不得不开始教课，指导研究生，雇用技术人员，其中大部分事情你以前没怎么做过，因为你一直忙着做那些帮你得到这份工作的科学实验。

从被聘用时起，你通常有 6 年时间来展示你的能力，包括在同行评议的期刊上发表重要研究、指导研究生和教学，重要的研究机构会以是否在知名度高的出版物上发表过论文来衡量你的研究成果，而你的资深同事（为你的终身教职投票的人）真正感兴趣的也是这些出版物。那意味着，你只有 6 年时间来为你的实验室谋取资金（使用辛苦争取来的政府补助金，为此你可能需要与诺贝尔奖获得者竞争）、做实验，发表真正重要而有趣的研究成果以获得广泛赞誉。有时仅仅是建立实验室就需要花费数年时间，这取决于你计划做哪种实验。当然，我打算做的就是那种前期筹备很费时间的实验。

如果这些压力听起来还不够大的话，还有更糟糕的部分：无论你发表了多少篇论文或教授的课有多棒，你都永远不能百分之百地确定，对于获得宝贵的终身教职来说你做得够不够。你不可避免地会开始听到一些例外的情况。比如，某位来自名校的明星神经科学家莫名其妙地没有获得终身教职，没有人清楚为什么。你会听到："他显然是个例外，你会顺利通过的。" 于是你立即想："如果我也是例外之一怎么办？"

我完全承认，在 2004 年时我是一个焦虑、苦恼、烦躁不安、承受着巨大压力的助理教授，竭尽所能地争取终身教职。这就像我在为一个持续数年、充满挑战的实验而努力，期待获得引人瞩目的成果一样。最后，我的努力没有白费，但我有过许许多多不眠之夜，为研究进展的速度担心着，同时为同行们会觉得我的发现没有意思而担心。

等到终身教职成为囊中之物后我才开始处理那超了 10 公斤的体重，这时我才能够更好地控制食物的分量，大幅减少饮食中的碳水化合物。让我产生健身动机的是秘鲁漂流之旅，而让我产生减肥动机的是，我和父母在托兰研究奖颁奖仪式上拍的那张照片。2004 年时我相当健康，但我的体形没有反映出我内在的力量，这让人感觉很不好。之前我的身体很快对卡丽为我设计的力量训练和有氧锻炼产生了反应，这让我很受鼓舞，于是我决定独自应对饮食问题。这会有多困难？

一开始我先列出每餐饭的计划，仔细记录食物的分量。我研究既有趣又简单的菜谱，努力坚持自己的新饮食习惯，大大减少了吃外卖和下馆子的次数，除了特殊情况之外。自己做饭挺好玩的，但最大的挑战在于适应饥饿感，无时无刻不在的饥饿感。我恨透了这一点，尤其痛恨下午稍晚时候的饥饿感，也就是该吃下午茶的时候。我真想冲下楼去售货机上买酥脆、黏甜的巧克力棒。饿的时候我会变得暴躁，无法集中注意力，开始对自己说"吃点甜食没关系"，因为这会让我在工作中更有效率，我需要保持高效。但是我已经设定了自己的饮食规则，我拼命坚持着。

这样一直坚持非常困难，因为我体重的减少速度看起来比肌肉的增加速度缓慢多了。控制饮食很多周之后才能看出体重的变化。但是这确实有效果，缓慢但稳定。当看到我的体重减掉两三公斤时，我感觉自己又有了新的动力。这让我意识到，自己所憎恨的饥饿感其实是好事，它能让我看到成效，无论过程多缓慢。饥饿感还帮助我改善了身体对食物摄取量的调定点。

我这么说是什么意思呢？我可能用了几年的时间才让自己的食物摄取量达到了既满足身体的需要，又不过量的水平。我意识到我的饮食中热量太高，碳水化合物太多，缺少蔬菜和水果。我知道，这需要时间和决心，而我已经开始逐渐改变每天的饮食结构了。我在烹饪方面变得更有创意了，还会在网上查找低碳水化合物的健康菜谱。事实上，随着我将注意力集中在更有营养的饭菜上，我居然并不想念吃外卖的那段旧时光了。我的私教向我证明了定期锻炼能够强壮我的身体，而现在我在学习慢慢地、平稳地、明智地改变食物的选择，让我的饮食，继而让我的体重恢复正常。

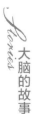

在猫身上探索饮食调定点

大脑的故事

当改变我自己的饮食调定点时，我变得饥肠辘辘，但看到体重计上的数字在减小时，便多了些安慰。还有一个意料之外的好处就是，这对我超重的宠物猫"胡椒"也有益。胡椒大脑中的饥饿中枢没有刹车，但它的兄弟迪尔在死之前一直很瘦，很挑食。为了确保迪尔吃到足够多的食物，我总是把食物留在外面。我太担心迪尔营养不良了，但没有注意到胡椒越来越肥硕的肚子，直到朋友们开始评论它的大块头。我意识到，胡椒非常需要节食（就像几年前它的主人那样），虽然有点儿太迟了，但我知道自己需要做些什么。我开始给它吃受到严格控制的低热量食物（经过兽医的允许），一天只喂它两次。一开始它很不舒服，心神不宁的。它非常饿，在喂食前会像疯子一样到处跑，但兽医告诉我它得到的营养足够了，只是它的身体不习惯新的饮食量，之后它的大脑会逐渐适应。像我一样，它必须改变自己的饮食调定点。我没有半途而废，一周一周地坚持兽医的喂食计划。我能明显看到，不仅它的腰围在慢慢减小，而且它饮食的调定点也在改变。之前它会风卷残云般地把食物吃光，然后舔着空空的饭碗。现在它会把大约三分之一的食物留下来，晚些时候当点心吃。它之前总是会把食物吃光，但现在可以从容不迫地把食物分散开吃了。有时我希望也能有人定时定量地喂我。最棒的事情是当胡椒的腰围开始变小时，它活力激增（就像我现在的情况一样）。它依然在公寓里到处跑，但现在是为了玩，不再是因为饿得发疯。

我还记得去上爵士舞课的那天，当我走进教室时，经常和我一起跳舞而且至少跳了一年但最近几个月没见过面的舞伴反复打量我，他说几乎认不出我了，因为我瘦了很多。那正是我需要听到的，这说明我若干个月的忍饥挨饿值了。我欣喜若狂，得到了即时满足。经过大约一年的饮食调整和定期锻炼（那时我已经从卡丽的健身课上毕业了，开始自己锻炼，主要是参加健身俱乐部的各种课程），我的体重整整减轻了 10 公斤。哇哦！这应该足够了，对吗？甚至远超我的想象。但是还有更多的目标在等待着我。

在锻炼中激发思想的力量

当我已经减掉了一部分体重时，在健身房参加定期晚课期间，我注意到一个课程清单。那天晚上我可以选择有氧健身训练营课程或身心有氧健身操（intensati），我从来没听说过这门课，清单上也没有对"intensati"是什么意思做出解释。我当时觉得自己并非活力四射，而有氧健身训练营课程听起来太难了。于是我第一次走进了 intensati 的课堂。我所不知道的是，这门课程不仅比有氧健身训练营课程更困难，而且它会成为我提升锻炼水平、改善情绪和对生活看法的催化剂。最终它甚至改变了我的神经科学研究。

课程一开始，教练帕特丽夏·莫雷诺（Patricia Moreno）（创设了这门课的女人）告诉我们，"intensati"这个词是由两个词组成的："inten"来自"intention"，即意图；"sati"是巴利语（印度的一种语言）中的一个词汇，意思是"静观"。她告诉我们，练习 intensati 的目的是让我们静观自己的意图。

她解释说，我们将进行各种运动，包括跆拳道、舞蹈、瑜伽和武术，在做每一个动作时我们要喊出自我肯定的话。我对喊话的部分将信将疑，但莫雷诺是一位非常吸引人的教练，于是我决定留下来体验一下这门有趣的新课程。

第一堂课好像各种动作的大爆炸。莫雷诺开始给我们展示简单但充满活力的动作，比如交替着左右出拳。一旦我们能完成这个动作时，她会让我们边做动作边喊出一些自我肯定的话，比如一边打拳，一边大声说："现在我很强壮！"每个动作都有特定的名称，这个动作被称为"强壮"。我们做完第一套动作后，她会增加另一套动作和自我肯定的话，直到我们完成了一连串 15 套到 20 套不同的动作和自我肯定语。每套特定动作与肯定语的组合是一个系列，带有特定的寓意。这些寓意是增加力量的方式之一，这些力量包括心智的力量、积极行为的力量、身体的力量、积极思维的力量等。这就是带有寓意的锻炼。

莫雷诺告诉我们，我们大声说出的自我肯定话语充满了力量。当我们将这些肯定语纳入我们的思维时，也就是说，当我们开始思考并相信它们时，它们会变得更加强而有力。当我们交替把手臂高举到空中，手掌打开，十指张开时，我们大喊："是的！是的！是的！是的！"当我们向上、向下打拳时，我们大喊："我相信我会成功！"当我们轮流用两只手打上勾拳时，我们大喊："我现在充满激情！"

这是在锻炼我的身体和大脑。让大脑记住手臂和脚的动作组合，同时记住所喊的自我肯定语，这就是对大脑的锻炼。教练正在告诉我们的一些肯定语，有时也是在她说出来之前我们就试图记住的话。因此在 intensati 课上记忆能力也会受到测试。

当然，在仅仅上完一次课后，我还没有完全理解 intensati 所创造的大脑与身体的连接方式。我只是在努力试着跟上并记住那些动作，更不用说同时记住那些肯定语了。那很难。喊出肯定语的同时做那些动作，比只是做动作更让你上气不接下气，因此显著提升了锻炼的强度。

一开始，我也羞于喊出那些肯定语。但是那天晚上有很多经常上这门课的人，他们恣意地大喊着。当我能设法完成动作时，便沉浸在了这种乐趣中，开始和其他人一起大喊。

你是否听人们这样说过，他们记不住你说了什么，只记得你的话带给他们的感受？我不记得那天晚上在课程中说了哪些自我肯定的话，但我确实记得自己的感受：我被激发出了活力，愉快而活跃，这是一种崭新的精神状态。我迫切地期待下次课程。

连接身体与大脑

这种锻炼的与众不同之处是什么？记住，在走进 intensati 的课堂时，我的体形已经不错了。我对自己整体的心血管及肌肉耐力感觉很好，在体重减轻后对自己的外形也挺满意。我喜欢去健身房，而且这已经成了我的生活习惯。我感觉棒极了，充满了活力，而且确信锻炼帮助我度过了申请终身教职那段压力重重的日子。但是 intensati 在我的生活中注入了一些全新的事物。一开始我说不清那是什么，但现在我意识到，这种锻炼之所以如此特别，是因为它所带来的大脑－身体连接的力量比我以往所感受到的更加强而有力。

我首先注意到的是，在进行这些锻炼时我会比在其他课程上更努力。为什么呢？那些自我肯定的积极话语和大声把它们说出来的动作似乎开启了我内在的开关。这是上健身课并参与让人大汗淋漓的锻炼课，与感觉真正变得强壮之间的区别，因为在 intensati 课上我宣称自己是强壮的、活力四射的、充满信心的，或者会说其他积极的肯定语。我会对自己要求更高，因为我真的相信自己是强壮的。我真的感觉自己很强壮，不仅是在课堂上，在课后回到现实世界中也是如此。

这种健身课正是大脑－身体连接的力量发挥作用的地方，大脑－身体连接指的是身体对大脑具有强有力的影响，反过来大脑对身体的感觉、运作和疗愈也具有强有力的影响。虽然我开始健身已经有一段时间了，但我确实感觉更健康、更有活力、更快乐了。通过这门新课，我才开始真正理解大脑－身体连接的力量。我首先注意到的是，这种锻炼（身体）对我的情绪（大脑）有了多么显著的改善。

从神经生物学的角度看，我们对情绪发生改变时的大脑机制最为了解，也就是那些通过对抑郁症的研究获得的知识。抑郁症是在美国等发达国家中最普遍的精神疾病。通过对不正常情绪状态的研究，我们知道，情绪取决于广泛分布且相互联系的一组大脑结构，以及一系列相互联系的神经递质与生长因子的水平。在探讨记忆时我们谈到了海马，最新的研究显示，它的功能还涉及情绪。此外，加工情绪刺激并对情绪刺激做出反应的重要结构是杏仁核，前额叶皮层也与调节情绪状态有关。另外两个系统（我将分别在第 7 章和第 8 章中详细解释），即自主神经系统（包括下丘脑）和奖赏回路也参与了情绪调节。

我们还知道，某些神经递质的水平对调节情绪也很重要。一则很有影响力的抑郁理论认为，被称为一元胺的一种神经递质的缺失是导致抑郁症的主要原因。这类神经递质包括 5- 羟色胺，大多数人的抑郁状态都与 5- 羟色胺水平偏低有关，但在抑郁症患者的大脑中我们还发现，另外几种神经递质，即去甲肾上腺素和多巴胺的水平也偏低。因此这些研究表明，如果提升这些神经递质的水平，你的情绪就会变好。

好吧，尽管我不知道事实情况，但实际上通过 intensati 锻炼，我汇聚起了三股提升情绪的力量。首先，很多研究证明，有氧运动不仅能改善抑郁症患者和非抑郁症患者的情绪，而且能提升三种对情绪有重要调节作用的一元胺：5- 羟色胺、去甲肾上腺素和多巴胺。除了这些典型的与情绪有关的神经递质之外，锻炼还能提升大脑中的内啡肽水平。内啡肽的字面意思是"内源性（身体中产生的）吗啡"。这是一种能够缓解疼痛、提供快感的物质。脑垂体将内啡肽分泌到血液中，它们能够对整个大脑中具有特定受体的脑细胞发生作用。由于内啡肽被分泌到血液中，因此科学家将它归为激素，而神经递质则从神经元的轴突被释放到突触中。

虽然大多数人认为，锻炼之所以令人情绪高涨，全部原因或主要原因是内啡肽，但真实情况并非如此一目了然。事实上，神经科学界存在一场持续多年的论战（大众媒体并没有报道），论战的主题是内啡肽究竟与所谓的跑步者的愉悦感是否有关系。虽然有很好的证据显示，锻炼使周围血流中（也就是在身体中循环的血流）的内啡肽水平升高了，但我们并不清楚锻炼是否改变了大脑中的内啡肽水平，而只有大脑中的内啡肽才能让跑步者产生愉悦感。最近，德国的研究小组证明，跑步确实激活了人类大脑中的内啡肽分泌系统。跑步者报告的愉悦感越强烈，大脑激活的程度便越高。因此神经科学研究显示，各种与情绪有关的神经递质或内啡肽都会随着锻炼增多而增加，这对锻炼增多所引发的情绪高涨可能有一部分影响。

其次，第二股提升情绪的力量来自 intensati 中被大声说出的自我肯定语，它是这项锻炼中非常突出的一部分。大量心理学实验显示，自我肯定的话语，比如我们在上课时大声喊出的话，有助于缓冲各种应激源，包括上课时来自同伴的压力、与消极反馈相关的思维反刍以及与社会评价有关的压力。一项最新的研究报告称，积极的自我肯定语能够显著改善高自尊者的情绪。虽然我们还不清楚与自我肯定语相关的大脑及神经化学物质的改变，但行为证据明确地显示，积极的自我肯定语能够改善情绪。

最后，第三股提升情绪的力量来自这样一个事实，那就是在上课时我们所做的运动非常强劲有力。我们摆出一个接一个充满力量的姿势。引起极大轰动的 TED 演讲人、哈佛社会心理学家艾米·卡迪（Amy Cuddy）做了一项研究，她让一些人做出有威慑力的姿势，比如把手臂枕在头后，双脚放在办公桌上（奥巴马的标志性姿势），或者将双手放在桌上，向前伸，持续一分钟。让另一些人摆出无威慑力的姿势，比如交叉双腿和双臂坐着。研究发现，相对于摆出无威慑力姿势的人，有威慑力姿势者的睾酮水平有所升高，血流中的应激激素皮质醇水平有所降低（仅仅一分钟后），同时人的权力感会增强，对风险的承受水平也提高了。最近对啮齿类动物进行的研究证实，锻炼能增加血液中的睾酮水平，但其他研究显示，更大强度的有氧锻炼会提高血液循环中的皮质醇水平。这些发现增加了我们对改变情绪的激素"鸡尾酒"的认识。

那也是我第一次开始懂得，虽然锻炼对我们的身体非常有益，但当我们进行有氧锻炼和头脑锻炼时（也就是我们充分参与运动并且对它充满热情），我们就触发了另一种非常强有力的大脑–身体连接，我称之为"有意锻炼"。关键在于，我在健身俱乐部发现的锻炼形式是"有意锻炼"的一个很好的例子，但它不是唯一的例子。

我意识到，通过将积极的意图、肯定语带入健身课，在锻炼时将注意力聚焦于它们，你可以让任何锻炼都变成"有意"的。下次上伦巴舞课时你就可以带着诸如"我是性感的"或"我很优雅"这样的积极肯定语；在上有氧运动课、举重训练课或下一次跑步时，你可以选择像"我很强壮"或"我充满力量"这样的魔力语言。为你最喜欢的运动添加你自己的肯定语将会使你感受到我在intensati课上感受到的那种效果。它将形成同样的肯定语与锻炼的正反馈循环，给你带来好情绪、更高涨的积极性、更高水平的锻炼效果。你可能需要练习一段时间才能达到最佳效果。你必须选择喜欢的运动，而且你可以在其中添加能够激励你的肯定语。试一试，看看有什么效果吧！

Tips 大脑课堂

充满力量的肯定语

莫雷诺创设的intensati的独特之处在于，它将积极的口头肯定语和有氧锻炼结合起来。肯定语不仅提高了人在锻炼时的心肺水平，而且在锻炼中添加了有意的成分。

任何锻炼都可以是有意的。你需要做的是，在你最喜欢的锻炼中增添有力量的、令人振奋的或有趣的肯定语。例如，你一边慢跑一边随着步子的节奏念叨："现在我很强壮！"你一边骑车一边说："今天我很受鼓舞！"

大声说出肯定语很重要，因为它强化了你的宣言。但是有时你不能大声喊出肯定语，比如很多人一起上健身课时。在这种情况下，你只能选择你最喜欢的肯定语，然后要么默默地在心里念叨，要么轻声地说给自己听。例如跆拳道课、舞蹈课或有氧健身训练课都可以在锻炼的同时引入诸如"我充满了力量""我不害怕错误"这样的肯定语。如果你在大自然中徒步或者在独自骑自行车时，也可以加上肯定语。或者试着和其他人分享这种经历，然后你们就可以一起说出肯定语，感受"有意锻炼"的强大效果。

人们常对我说他们想不出自己的肯定语。以下的肯定语有助于你在锻炼时激发出积极的意图：

◆ 我受到鼓舞！

◆ 我心存感激！

◆ 我是性感的！

◆ 我有信心！

◆ 我像神奇女侠一样强壮！

◆ 我像超人一样强壮！

◆ 我的身体很健康！

◆ 我的大脑很出色！

◆ 我会抛弃旧习惯，拥抱新习惯！

◆ 我每天都会拓展自己的舒适区！

我感觉非常好，强壮、快乐并且积极向上。我正在做出强有力的改变。然后我意识到，情绪上的改善进而改变了我内在更深层次的东西。我认为自己是一个很有自尊的人，尤其是在工作方面，但我感到锻炼开始改变了我在其他方面的自尊，它们长期被埋藏着，尤其是在社交情境中非常脆弱。在几年时间里，我的状态改善了，体形还不错，"有意锻炼"正开始以奇妙的方式对我自尊中消极的部分产生着作用。

是的，那时我已经是健身房的常客了，坚持了好几年，但在健身房我大多数时候都独来独往。我走进健身房，在卡丽的指导下做运动，然后回家。随着 intensati 课产生的积极效果，我开始在健身房交朋友，也许我们不会是永远的最好的朋友，但依然是朋友。对我来说这是相当大的进步，因为我第一次开始结交如此"异类"的朋友：非科学工作者。健身房的人形形色色，几年来他们和我一起上健身课。在"有意锻炼"的影响下，我开始走出自己的保护壳，与他人交谈。我认识了各种各样的人，从设计师到演员、商人和公关人员。我发现了一个新的社交网络：不只是在 intensati 课上，还包括我上的所有课。我生活中的这个新改变始于健康和体重，但事实证明，有更多的改变伴随它们而来。

另一个值得注意的改变发生在另一个生活领域：我的教学。受到玛丽安·戴蒙德极其出色的教学能力的影响，我一直对自己的教学能力深以为傲。我对教学的态度像初到纽约大学时建立自己的实验室一样充满了热忱，并且全身心投入，上课时我总是准备得很充分，很有条理且充满热情。受到戴蒙德教授的启发，我特别喜欢教授神经解剖学，而且尽可能让这门令学生望而生畏的课程体现出趣味性。我的努力付出总算有了收获，因为我的教学总能得到好评。

但是现在，我看到生活中所发生的所有改变也以类似的积极方式影响着我的教学。比如，我给大三、大四神经科学专业的学生教的课程之一就是"记忆的神经生理学"，我让学生阅读一系列精心挑选出来的论文，然后我们追溯了海马中的细胞以及相关脑区在我们学习和记忆时如何放电的历史。我期待给同学们上课，我想把自己的教学搞得好玩点儿。受到健身课的启发，我知道该怎么做。

我在上舞蹈课时常常感到挫败，因为我不能像班上其他人那样学会舞蹈动作。当然，很多学生以前就是舞蹈演员或者是有志成为舞蹈演员的人，我不应该对自己这么苛刻，但我依然感到沮丧。我意识到，我的一部分问题在于我试图用自己喜欢的大脑结构——海马来记住老师给我们演示的舞步，但是我失败了。我知道动作学习运用的是其他脑区，而且动作学习是非陈述性的或潜意识的，比如在挥动高尔夫球杆时，你并不确切地、有意识地知道自己使用了哪些肌肉，你通过无意识的练习才学会了这个动作。

这就对了！这就是答案！我在用错误的脑区学习舞蹈。现在我需要做的是弄明白如何使用我的基底神经节，而不是海马。阿尔文·艾利舞蹈团，等着我！我不再试着记住舞步，而是专注于按照老师展示的样子来移动我的身体，顺其自然，这显著加快了我的舞蹈动作学习之路。在了解记忆的工作原理方面，这确实是一个突破。我知道两个记忆系统理论上的差别，但这是亲身经历的真实生活。这个领悟改善了我在舞蹈班上的表现。我试着聚焦于恰当的大脑系统，不再过度使用我不那么出色的陈述性记忆能力。

更重要的是，这个突破启发了我在"记忆的神经生理学"课上引入一节新课程，我迫不及待地要去试一试。我的想法是，教给学生两种不同的学习系统（神经生理学的学习也基于这两个系统），比较记忆事实、事件的陈述性记忆和无意识的动作学习（例如学习演奏钢琴和打网球所使用的身体动作）。我想让学生们拥有和我相同的感受，发现两类不同记忆之间的差异，所以我打算在课堂上让他们学习一套舞蹈动作。这是以速成的方式让他们领悟那些我在上了许多堂舞蹈课后才获得的发现。

另外我想请朋友埃里卡·香农来课堂上教学生们跳舞。她是我接受intensati 教师培训时的指导员，非常活泼幽默，也非常喜欢街舞。我想请她来课堂上教给学生们一套街舞动作，以生动的方式解释动作学习。我记得，当询问她能不能来时我很紧张，而且在课堂上做这样另类的事情也让我更加紧张。但是我知道学生们会非常喜欢，她也大方地答应了。

我没有告诉学生们会做什么，但要求他们穿方便活动的衣服来上课。我把所有的椅子都搬出了教室，当学生们走进教室时，他们看到香农站在讲台前面，为教授舞蹈做好了准备。我向他们解释这堂课的意图，所有学生对短暂的街舞学习都很兴奋（如果不是有点惊惶的话）。那堂课非常成功，引发了大量关于海马学习系统与基底神经节学习系统之间差异以及两者如何区分的讨论。

之所以会安排这样一堂课，是因为我走出了自己的实验室，去了解外面世界中可能会让我感兴趣的事情。不仅如此，我感到自己对可能发生的事情变得更大胆、更有创意，也更有活力了。这也是改善自我觉知的练习，让我更加了解自己的生活中需要什么。但是前面还有更重大的挑战在等着我。

迈出约会的第一步

我的生活中发生了天翻地覆般的改变——力量、健康、体重，甚至新朋友！但问题是，所有这些正面的肯定足以激发我尝试约会吗？上次约会已经是很久以前的事情了，我已经忘记了该如何约会。或许一开始我就没有学会怎么约会。"男人对我根本不感兴趣"的声音依然在我耳边回响，既响亮又清晰。我真正需要的一句肯定语是"我现在要去约会"。尽管在课上我从来没有说出那样的肯定语，但受到在健身房交朋友的经历的鼓舞，我迈出了大胆的一步，开始在纽约市约会。

有一天我勇敢地决定尝试在线约会。我在网上填写了自己的简介，立即陷入了各种选择的汪洋大海，这些选择毫无吸引力。这些男士说的是实话吗？从一张照片或对几个问题（比如你最近读过什么书）的回答中你能了解到什么？

但我还是冒险尝试了一下。最后我约了一位有魅力的金融男。我们甚至在同一家健身俱乐部，这似乎是一个优势。回想起来，我发现他的活力其实是在掩饰他的躁狂倾向。虽然在最初的约会阶段他很有趣，但最后他消失了，杳无音信。

下一个！

在那次约会经历过后，我把约会网站搁置在一边，继续我的生活。我认为我需要几个月的时间稍作喘息，然后约会一些大人物。我读到过有关媒人的文章，知道他们如何了解你，如何为你预筛选约会对象，从中选出他们认为绝配的人。换句话说，由媒人而不是由我来做筛选所有男士简介的任务（他们在浴室镜前给自己拍照，刷毛已经磨损的牙刷和剃须刀一览无余）。是的，那正是我需要的。

于是我在谷歌上搜索"纽约市媒人"，发现一个看起来蛮合适的媒人，然后做了预约。我来到一间毫无生气、肃穆寡淡的办公室，显然这间办公室是专门为这类面谈而租用的。她似乎手头有很多合适的选项，有很多受过高等教育、聪明有才的男士，而且收费合理，于是我决定让她试一试。

我的第一个约会对象是一位银行业的男士，不过目前他正待业中。他提议我们在布莱恩公园的酒吧里见面，一起喝一杯。我们聊得很愉快，令我印象深刻的是，他读过的书和他在这间酒吧里交往的人，比如因《眨眼之间》而知名的马尔科姆·格拉德威尔（Malcom Gladwell）。这似乎是一个良好的开端，我们的第二次约会看起来更加前途光明，因为他邀请我参加仲夏夜露天音乐舞会，林肯中心每年都会举办这个活动。你可以提前一小时到，参加大型团体舞蹈课，然后现场乐队会演奏旋转舞、林迪舞或萨尔萨舞的舞曲，这取决于当周的主题。我兴奋极了！多年来我一直想参加这个活动，但从来没有伴儿陪我去。我一刻都等不了了！

是的，白马王子也并非处处完美。这位男士有一个烦人的习惯，他喜欢从口袋里拿出一把小梳子，习惯性地梳理他的头发。或许这是紧张的表现吧！然后他不断谈及他有一辆车的事实。他说有这辆车是多么方便，使他可以摆脱城市的喧嚣，拥有这辆车是多么幸运的事。

于是我给他起了个外号叫"汽车男"。

一天"汽车男"给我打电话，邀请我来一次"汽车主题"约会。他提议我们开车去费城参观巴恩斯博物馆。我以前从没去过这类私人收藏品博物馆，但我喜欢去博物馆，所以接受了他的邀请。我们约定在晴朗的周六早晨见面。

几天前，当他问我是否能在周六上午10：30去他位于曼哈顿西区的住处见面时，我应该立即意识到有问题的。"汽车男"让我在我们约定的日子坐地铁穿过城市去见他，而不是开他的豪车来接我。现在我才意识到，大多数女性在这种情况下会立即取消约会或者至少要求他开车来接。但是我没有，我对自己说，或许这是纽约人的做法。周六一大早我乘坐地铁穿过城市去见"汽车男"和他的豪车。

当我终于来到他的公寓时,"汽车男"领我进屋,我们来到车库。我必须承认,他的车很酷,属于大型吉普或路虎那类,只是对于城市单身者来说,那车似乎太大了。尽管如此,车子确实很棒。我的精神振作了一些,坐在他大大的豪车里,准时前往费城。

一路上平安无事,博物馆也非常棒,但我和他在一起的时间越长,我就越对自己恼火,恼火自己居然答应长途跋涉地来到他家,而没有坚持让他来接我。我越想这件事就越不愿坐在他的车里,越想离开这个男人。当令人痛苦的长途驾车旅行结束时,我什么也没做,只是坐在他的豪车里,想不出该跟他说些什么,我做不到尽快离开"汽车男"。他也没有开车送我回家,对此你可能不会感到奇怪。他确实同意(有点儿勉强)中途停一下车,方便我搭乘地铁回家。如果我没有要求,我想他会让我在他家下车,让我独自穿过城市跋涉回家。

下一个!

我愿意再给媒人一次机会,而且我已经付了 5 次介绍费,因此我想看一看她是否能提供比"汽车男"更好的人选。

接下来的是"小屋男"。

"小屋男"就职于高科技领域。第一次约会时我们过得很开心,他挑选的那家餐厅中的食物没什么特别之处,但他讲了许多关于自己参与开发高科技小玩意儿的有趣故事。他还和我谈起了他非常珍视的小屋或者"郊外小别墅"(这是他的叫法)。显然那是他摆脱城市充满压力的生活的隐居小屋,那座小屋远离人烟，但从纽约市很容易到达那里。它安静、质朴、隐蔽，是一块璞玉。

我的兴趣被激发起来了。

来来往往了很多调情的电子邮件后，我们又一起吃了几次饭。在吃饭期间，除了高科技产品之外，他不断提起他的小屋。他风趣而聪明，只是有些矜持，我挺喜欢和他一起外出的。我还发现，我对他的小屋有点着迷了。我会看到它吗？它有多远？他多长时间去一次？小屋的地板有熊皮毯子吗？我更感兴趣的是小屋还是"小屋男"？我问过自己以上所有的问题，除了最后一个。

一个周四的下午他给我发来电子邮件，问我第二天是否想开车去他的小屋喝一杯。第二天？喝一杯？这是怎样一种怪异的最后一刻邀请？他没有告诉我去那里需要多长时间，喝完之后是否有东西吃，或者喝一杯的邀请会持续多长时间。我拒绝了，但我真的很想看看那个树林中的神秘小屋。

好吧，那个神秘小屋永远都看不到了。大约一周后，当我在科罗拉多州开会时，"小屋男"打电话给我说，他正在跟别人约会，决定"走高端路线"而选择和我分手。

我所能想到的回答是："你的意思是，不打算'走低端路线'和我继续约会了？"

下一个！

在那件事之后，我停止了和众多"汽车男""小屋男"的约会，回到了健身房，我认为自己属于那里。我并没有放弃希望，只是需要重新整合、重新思考我的策略。对我来说这是第一次出击，我认为我需要更多的练习或更好的运气，或者需要这两者。但重点是我尝试了，我正慢慢地让我病态的社交生活恢复活力，变得充满乐趣。虽然并不完美，但也取得了一些成功，情况在慢慢好转。我对许多以前没有经历过的事情充满了好奇。在那个时候，约会对我来说只是一种业余爱好或令我好奇的事情。我依然非常相信我之前的推测，那就是男人对我不怎么感兴趣。不过我打算把我的好奇心转向我自身的其他部分。我开始思考，自己高涨的情绪和充沛的精力来自哪里。换句话说就是，我开始对锻炼如何影响了我的大脑变得非常好奇。

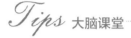 大脑课堂

大脑－身体连接

◆ 大脑－身体连接指的是你的大脑，包括你的思想能够影响身体（例如，关于创伤治愈或流感康复的积极想法便能够加速治愈的过程）；反过来，身体（例如，增加或减少运动）也能影响大脑。

◆ 同时进行有氧锻炼（运动）和大脑锻炼（肯定语）便构成了"有意锻炼"。你全身心投入到运动中会加深对大脑－身体连接的意识。

◆ "有意锻炼"比单独的锻炼更能提升情绪。

◆ 你可以在任何锻炼中添加肯定语，从而让你的锻炼成为"有意锻炼"。

◆ 其他涉及调节情绪的脑区包括海马、杏仁核、自主神经系统、下丘脑和奖赏系统。

◆ 锻炼能够提高大脑中 5- 羟色胺、去甲肾上腺素、多巴胺等神经递质的水平，还能提高神经激素内啡肽的水平。

◆ 研究已经证明，积极的肯定语能够改善情绪，但我们还不清楚这种行为改变背后的神经生物学机制。

◆ 仅仅摆出一分钟有威慑力的姿势就能减少应激激素皮质醇，增加睾酮，使

人在面试的情境中表现得更好。这意味着，在为重要谈话、演讲和面试做准备的时候，我们应该适当运用有威慑力的姿势。

Exercises
4分钟快速健脑

找到适合你的锻炼方式

你是不是一直在寻找一种能促使你从沙发上站起来，让你经常活动一下身体的锻炼方式？像intensati这样的锻炼确实让我更喜欢也更能坚持下去了。秘诀在于，找到你最喜欢的那种锻炼方式。可能有很多种锻炼是你不喜欢的，你要找到真正让你感觉非常棒的锻炼方式。这里有一些进行探索的方法：

◎如果你非常喜欢户外活动以及大自然中美好的感官体验，那么就可以选择徒步、散步或骑自行车等活动。

◎你可以用节奏感强的音乐来辅助锻炼。花些时间搜索网上音乐商店、虚拟广播应用软件或音乐视频网站，找到适合你的歌曲。拿我来说，即使某天觉得筋疲力尽，一首好曲子也可以让我动起来。

◎如果你喜欢和其他人一起锻炼，不妨找一些朋友和你一起锻炼或者在健身房结识新的锻炼伙伴。

◎对我来说，好教练能够让我更卖力地锻炼，而且比我自己锻炼更有趣。看一看是否能找到这样的教练，上他们的课。

◎如果你喜欢跳舞、滑雪或徒步等活动，那么将这些活动纳入你定期的锻炼日程中。

最后你要记住：如果你在学习新的锻炼方式，不要期望它第一次就能提升你的内啡肽水平。你需要发展到一定的专业水平，才能真正体验到锻炼带来的快感。因此如果你第一次没有体验到快感，但喜欢这项运动，那么请坚持下去，直到你掌握了更多的技能，这时快感就会出现。相信你的直觉。

锻炼如何影响大脑

开启全新研究课题

在接近全美医学研究院另一项科研经费申请的最后期限时，我发现自己的申请报告进展异常顺利。每天写作时我都非常富有成效，写作的那段时间甚至是令人愉快的，不像以前那样让人感到压力很大。虽然申请写作经费可能通常要花费我一周的时间，但现在我可以更高效地打草稿，更快地进行微调，且更加享受这个过程了。我的注意力更加集中，思路更加清晰，我可以在自己的想法间建立更深层、更实质性的联系，而且比平常做得快很多。就是在那时，我开始思考经常锻炼与我高效地写作之间是否存在关联。与我懒懒散散地每周只去健身房一两次相比，当我每周锻炼超过三四次的时候，我的写作进展得更顺利了吗？

到底发生了什么？我意识到，在不知不觉中我对自己做了一个实验！我改变了锻炼计划，有时每周锻炼四五次，有时则每周锻炼一两次，并且我发现只有更高频率的锻炼才能够改善我的注意力，提高我在各种想法间建立新的、更好的联系的能力。虽然我们知道，集中注意力的功能基于前额叶皮层，但创造新联系的能力却依赖于海马。

这真是令人着迷！我知道，对于了解锻炼会怎样影响大脑的功能来说，之前的研究者已经取得了很大进展，但我没有跟进这些文献，因为我一直忙于取得终身教职。当注意到自身发生的改变时，我就一头扎进了神经科学文献中，查看新的研究发现。

我发现，深入探究有氧锻炼影响大脑功能的各种不同方式是一个方兴未艾的研究领域。这些研究记录了众多增加有氧锻炼所引发的被试在解剖学、生理学、神经化学和行为方面的改变。研究这些文献时，我吃惊地发现，这个研究方向的开创者之一是我非常熟悉的科学家玛丽安·戴蒙德。

这似乎是一个预兆。

事实证明，锻炼对大脑功能具有影响作用这一研究项目，源于戴蒙德最初对大脑可塑性的研究，也就是在刺激丰富的环境中饲养大鼠会对其大脑功能产生什么影响的研究。正如我在第 1 章中提到的，那些早期的研究显示，在刺激丰富的环境中生活的大鼠，其大脑会发生各种改变：皮层增厚，因为树突的分支变得更多，延伸得更远；血管更加丰富；乙酰胆碱等神经递质的水平升高；脑源性神经营养因子等生长因子的水平也会升高。乙酰胆碱是最早被发现的神经递质之一，脑细胞利用它在整个皮层中传递信号，也将信号传递到海马和杏仁核。乙酰胆碱是学习和记忆的重要调节者，研究显示，干扰乙酰胆碱功能的药物会使得动物和人类记忆损伤。

在大脑发育期间，脑源性神经营养因子支持着神经元的生存与成长，它还对突触可塑性和成年后的学习有益。不仅如此，真正令人激动的是 20 世纪 90 年代的一项发现，加利福尼亚州的研究者证明，在刺激丰富的环境中生活的大鼠比一般大鼠产生了更多新的神经元。这个过程被称为神经发生。虽然儿童在发育早期大脑中会产生大量新的神经元，但成年人的大脑中只有两个地方会产生新神经元，一个是嗅球，也就是感觉和加工气味的重要脑区（见第 1章）；另一个是海马。更重要的是，成年大鼠的海马中会经常性地形成新的脑细胞。刺激丰富的环境还与海马中脑细胞数量较多有关（不是嗅球中的脑细胞）。其他研究发现，在刺激丰富的环境中生活的大鼠具有更多新的海马脑细胞，大鼠在各种学习和记忆任务中也表现得更好，这说明，这些新神经元有助于大鼠更好地学习和记忆。

神经科学家开始思考，在刺激丰富的环境中，是什么因素引发了大脑产生如此惊人的改变，是玩具，还是一起玩耍的其他大鼠？或许真正的原因在于，大鼠可以在迪士尼乐园般的环境中四处奔跑。当科学家系统地检验这些因素时，他们发现有一个因素引发了大鼠大脑的大部分改变，那就是锻炼。他们发现，他们只需要让大鼠玩跑轮，由此便会出现他们所观察到的大部分的改变。确实，对啮齿类动物进行的这类研究证明了锻炼会如何在分子、细胞、大脑回路和行为层面影响大脑。

如今我们知道，单单是锻炼就能够增加大脑中新神经元的数量，提高新神经元的存活率（很多细胞会相继死掉），并使它们更快地成长为可以充分发挥功能的成熟脑细胞，由此啮齿类动物海马中的神经发生速度会翻倍。并非海马的任何部位都能产生新神经元，只有被称为齿状回的亚脑区才能产生新的神经元。当读到这里时，我好想马上去健身房，更卖力地锻炼。

锻炼还增加了啮齿类动物齿状回中神经元上的树突棘的数量，这些树突棘是神经元树突上类似幼芽的附属物。树突是像树枝一样的结构，是神经元接收信息的地方。锻炼还增加了树突的长度、复杂性和树突棘的密度，因此在锻炼后齿状回的整个体积会变大也就不足为奇了。锻炼还增加了海马其他区域和临近的内嗅皮层中的树突棘密度。一个神经元的轴突与其他神经元的树突相互通信的位置就是树突棘，因此神经元的树突棘越多，通信就会越频繁。研究者还证实了仅通过锻炼就能引发的另一个明显的改变，那就是整个大脑（包括海马中）生长出了新血管，这被称为血管生成。

在锻炼后，啮齿类动物海马的生理特性也发生了改变。这种生理现象被称为"长时程增强"（LTP），它指的是两组神经元之间电反应的长期改变。我们可以用电流刺激海马中两组细胞之间的连接，利用这种方法来研究长时程增强。如果你快速地用多个短暂电流来刺激海马中的回路，那么与之前相比，同样的刺激就能够让这个回路产生更多的反应。长时程增强被普遍认为是学习和记忆功能中一个主要的细胞机制。在锻炼后的啮齿类动物大脑中，长时程增强得到了提高。有助于实现这些效果的一个关键因素可能是脑源性神经营养因子的增加，我们知道，脑源性神经营养因子也能够提高长时程增强。但是脑源性神经营养因子不是因锻炼而改变的唯一因素。正如我在第4章中提到的，除了所有这些解剖和生理上的改变，锻炼还提高了大脑中5-羟色胺、去甲肾上腺素、多巴胺和内啡肽的水平。

鉴于锻炼增加了新的脑细胞数量、增加了海马中的细胞规模和脑源性神经营养因子、提高了长时程增强，也提高了大脑中神经递质及生长因子的水平，那么接下来符合逻辑推理的问题就是，锻炼是否改善了海马的功能？锻炼后的啮齿类动物是否有了更好的记忆力？是的，很多研究显示，生活在刺激丰富的环境中的大鼠或者仅仅从事锻炼的大鼠，在各种各样需要依靠海马的记忆任务中会表现得更好，其中包括走空间迷宫、记忆延时任务、识别记忆任务和一系列记忆编码任务。而在后面几项任务中，大鼠需要对类似的项目进行区分。

神经科学家相信，记忆编码依赖于齿状回的功能。齿状回是海马中的子结构，所有的新神经元都在那里产生。更概括地说，正如我们通过病人 H.M. 所了解到的，海马是学习（获取新信息）和记忆信息的重要脑区。如果没有海马，你就不能获取信息并将它保存为长时记忆，但是海马受损之前掌握的信息会保持完好。虽然我们知道海马对形成长期的陈述性记忆至关重要，但我们并不确切地知道它是如何完成这项惊人的成就的。这也正是如今大量神经科学家在研究的主题。我相信这些研究包含像长时程增强这样的现象，脑源性神经营养因子的水平也起到了辅助作用，我们还知道其中涉及很多分子通路。然而我仍在补充各种知识片段，笼统地说就是关于海马，具体来说就是关于齿状回如何形成了我们每天的新记忆。

另外，我不需要解释锻炼为什么能够改善记忆。这是个令人兴奋的消息！如果跑步的啮齿类动物具有更好的记忆力，那么锻炼的人也应该具有更好的记忆力，不是吗？我当然注意到了锻炼使我能更好地在记忆中建立起联系，我知道这种能力取决于海马。而对啮齿类动物进行的研究说明我走对了路。

让课堂动起来

于是我萌发了一个主意。

当你想出一个让你激动万分的主意时，你会迫不及待地去实施。这就是我的感觉。这个主意是我在研究锻炼对大脑功能产生的影响方面的神经科学新文献时慢慢产生的。正如所有称职的老师都知道的，熟悉并了解特定研究领域的最好方法是教授相关课程。于是我决定教一门新的神经科学选修课，课程主题就是关于锻炼对大脑功能的影响。我进行的各种锻炼让我感到精力充沛、富有创造力，并启发了我开设新课程。如果我把锻炼带到课堂上，而不只是教授学生锻炼对大脑功能产生影响的神经科学基础，那会怎样？如果让他们自己实际去感受锻炼的作用，那又会怎样？当然，我想采用的锻炼形式是 intensati，也就是当时我为自己选择的锻炼形式。我知道，把锻炼引入课堂将会把课程带到全新的水平上，会使学生的学习热情高涨。

是的，我将开创先河，把有氧锻炼引入大学课堂。这样学生们就可以一边学习锻炼对大脑的影响，一边真实地感受到锻炼的积极作用。就这样，我的课程"锻炼改造大脑"应运而生了。它以一种独特的方式将我最大的两个乐趣结合了起来，一个是教学，另一个就是锻炼。我一直在想象课程的设计：每堂课我们可以先练习一个小时的 intensati，然后进行 90 分钟的授课和讨论；一开始我可以先讲讲有关锻炼对大脑功能的影响方面的研究发展过程；课程结尾我会谈到人类研究，描述我们目前对锻炼如何影响人类认知的了解。

我简直兴奋极了！

然而我知道，我有点儿操之过急了，我得找一个每周都能来课堂上教授 intensati 的教练。问题是，我没有经费聘请教练来课堂上教学生如何锻炼。作为纽约大学神经科学系的教授，我本应该完成我所设计的课程的全部教学。好吧，显而易见的解决方法是我该学会自己去教授 intensati 锻炼法。

老实说，我内心隐秘的愿望是找个借口来学习如何教授 intensati。我还记得我想在课堂上教授 intensati 的那个日子，我站在练习室里，等着 intenSati 课开始，我和帕蒂聊了起来。帕蒂是一个很讨人喜欢的女人，我和她在 intensati 课上成了朋友。她很随意地提到自己上过 intensati 教师培训课以及她多么喜欢那门课程。我的耳朵立即竖了起来。我想她一定是某位健身女神或者是参加教师培训课的全能运动员，但是帕蒂像我一样是个普通人，碰巧也非常热衷于 intensati 课。我很感兴趣，十分羡慕她学到了教授 intensati 课的秘密，正是 intensati 课让我们一再来到这里。因此当我需要在课堂上教授 intensati 的可能性一浮现出来，我马上抓住了这个机会。

我想对于如何教 intensati 课我感到这么兴奋的另一个原因是，这个想法唤醒了我内心的那个"百老汇天后"，她已经沉睡了很长时间。当然我不可能高声唱出《女巫前传》中的"抗拒引力"或《冰雪奇缘》中的"随它吧"，但可以随着音乐的节拍喊出肯定语，带动全班跳 intensati 中的舞蹈动作。或许这是我把一点点内心的百老汇搬上我自己的舞台——大学教室的机会。

是的，有很多原因激励我欣然参加 intensati 教师培训。但是也有另一些原因让我止步不前。其中一个原因是，我担心自己会造成百老汇式的大失败。我在 intensati 课上是一个非常棒的学生，但我能指导别人并且不会把事情搞砸吗？第二个原因是，我担心可能被系里的其他同事们嘲笑，毕竟大多数同事的教学风格比我保守得多。在我们系里或者在整所大学，据我所知，没有人教过类似的课程。这是一个全新的领域。

我不得不以全新的方式呈现自己，而且还穿着氨纶材质的紧身衣，不仅是在选修我那门课的学生面前，也在系里所有同事面前。他们会认为我疯了，我知道这一点。我打算在神经科学教室里授课，整个班和我将成为焦点，过路者会看到我们又蹦又跳，又踢又打（更不用提那让人心跳加速的背景音乐了，它一定会吸引人们的注意力）。只是想一想我的计划可能呈现出的各种各样的形式，我就充满了担忧和激动。就在此时我意识到，它不能只是一个愚蠢的幻想，我必须付诸行动。在改变主意之前我报名参加了健身俱乐部的 intensati 教师培训课，完成并提交了我的教学大纲。这时已经没有回头路了。

尽管我以前从来没有教授过体育锻炼的课程，但我很快进入了状态。intensati 教师培训课为期 5 天，每天须在健身房学习 8 个小时，不仅要学习身体动作，还要学习 intensati 背后的理念，包括积极心理学的一些内容、个人辅导技能以及如何激励学员们放得开、无拘无束。

如何科学地研究锻炼

想出在课堂上教 intensati 的主意后不久，我意识到，它将不只是独特新颖的本科教学经历，同时也是另一件更重要的事物，即它是不折不扣的以人类为被试进行的研究，而且这些被试恰好是我的学生。

考虑到关于锻炼对啮齿类动物大脑影响的研究那么令人激动（大众媒体上总会有充满激情的评论文章），人们会以为存在着大量有关锻炼对人类的影响的研究文献。但其实相关文献并不太多，而且比较偏颇，要么是研究锻炼对 65 岁以上老年人的影响的，要么是研究锻炼对儿童的影响的，很少有关于锻炼对健康成年人的影响的文献。换句话说，对于人类来说还有大量重要的问题悬而未决。针对老年人的研究发现，被试所报告的一生中的平均锻炼量与年老时其大脑健康状况高度相关，锻炼越多则大脑越健康。

例如，一项具有代表性的研究对 1 740 名 65 岁以上且没有认知障碍的老人进行了调查，询问他们的锻炼频率、认知功能、器官功能和抑郁水平。6 年后，科学家对这些人再次进行随访调查，了解有多少被试患上了痴呆症或阿尔茨海默病。然后他们再追溯患者与健康者一生中的锻炼量，由此获得的重要发现是，那些称自己每周锻炼三次或更多次的人患痴呆症的风险降低了 32%。所有痴呆症患者的家人或朋友都会认为 32% 的降幅相当大。正是这些发现以及类似的其他发现促使研究者想更充分地了解锻炼对认知的影响，以及这些影响能否被最大化地激发。与之类似，对学龄儿童的研究显示，有氧锻炼与学业成绩之间存在微小的正相关关系，而体重指数与学业成绩之间存在负相关关系（也就是说，体重指数大与其学业成绩偏低有关）。

但这些研究并不能将"锻炼对人类的影响"这个主题一锤定音，它们完全不是最终结论。这类研究被称为相关研究，因为它们是通过对被试自我报告的锻炼水平与其目前的大脑健康状况进行比较或相互关联而得出结论的，研究者对被试锻炼的数量和质量没有控制，也无法判断其自我报告的准确性。虽然这类研究显示，人一生中的锻炼水平可能对大脑健康和年老时患痴呆症的风险有影响，但无法排除其他可能的解释。例如，或许所有锻炼较多的人都具有较高的社会经济地位，或者所有锻炼较多的人只是整体上更健康，心脏比较好、跳起来比较有力罢了。这只能说明是被试的社会经济地位或整体的健康状况，而不是锻炼量决定了其大脑有多健康、到老年时是否不容易患上痴呆症。

鉴于存在这些原因，因此从这些相关研究中得出的结论虽然很有参考性，但远不是最终结论。例如，除了我所提到的锻炼较多与痴呆症发病率较低之间的关系之外，其他更直接的研究还将锻炼的增加与更好的学习和记忆表现联系起来，这也是一个前景很好的研究方向，但依然不是结论性的。

那么，比观察研究更有说服力的研究是什么？黄金标准是被称为干预性研究的研究，这类研究的另一个名称是随机对照研究。在这类研究中，你招募一批被试，随机地将他们分配在实验组或控制组（即不锻炼的组），这样实验者就可以直接控制实验过程。你可以对实验组和控制组的表现进行比较，然后判断基于那些你已经加以限定的因素，锻炼组是否比控制组获得了明显的益处。对老年人进行的这种黄金标准的研究非常少，但这类研究显示，几个月到一年的锻炼干预结果是，被试的注意力会更敏锐、反应更快，视觉空间功能

（即需要操纵记忆中的视觉和空间信息的认知功能）也会得到改善。对老年人最明显、最一致的影响似乎在于集中注意力的能力，也就是忽视其他可感知到的信息，将注意力集中在信息的某些方面的能力。注意力的改善也是我在增加锻炼过程中明显感觉到的影响。与之类似，一项随机对照研究发现，持续锻炼一年的老年人的海马变大了，这与啮齿类动物实验的结果是一致的。另一项研究报告称，在经过三个月的锻炼后，海马中的血管明显增加了，这与被试记忆的细微改善有关。

Tips 大脑课堂 ......

随机对照研究设计

检验一种干预（比如服药或锻炼）对人群的影响的黄金标准是，采用所谓的随机对照研究设计。在这类研究中，被认为适合接受研究的人（适当的年龄、背景和健康状况）被随机分配到实验组或控制组。实验组应按照你的要求进行锻炼，控制组在其他方面与实验组完全相同，除了你假定会造成差异的那个关键因素。举个例子来说，在锻炼研究中控制组的任务可以是慢走。实验的另一个重要构成部分是你打算检验的观点。在这类研究中，你可以检验相对于慢走的实验处理，有氧锻炼是否改善了被试的记忆功能。为了检验这个观点，你需要在有氧锻炼或慢走之前和之后测试他们的记忆表现。然后你可以查看有氧锻炼组的记忆测试分数相对于慢走组是否得到了明显提升。如果是，这就有力地说明，有氧锻炼能够改善记忆。对被试进行随机分组的作用是，在研究开始前排除两组之间的重要差异，因为你不仅进行了随机分组，而且有干预前的测试分数，分数显示被试在记忆方面没有差异。这就是实验研究设计的黄金标准。

......

这类随机对照研究比较少，因为实施起来较困难，而且通常比相关研究的成本更高。但是你可以从随机对照研究中得到无法从其他相关研究中得到的好处，那就是前者的锻炼是可控的。在随机对照研究中你可以说："我们证明，从事 X 数量的 Y 类锻炼能够改善 Z 大脑功能。"这正是我们需要从人类研究中获得的信息。我们不知道哪种锻炼效果最好，不知道多长的持续时间和多高的活动水平最好，不知道为了获得最佳的大脑健康状态，男性和女性是否应该采取不同的锻炼方式。我们依然不知道的一个重要问题是，锻炼对老年人的大脑产生了怎样的影响。

锻炼能让人更聪明吗

与对老年人进行的研究相比，我们对锻炼对年轻人的影响了解得更少。这是因为，人们通常认为年轻人正处于脑力发展的鼎盛时期，几乎没有改善的空间。相比之下，老年人出现认知功能衰退是很常见的现象，因此这个群体比年轻人具有更大的改善机会。但是如果锻炼对年轻人，或者至少对中年人的大脑功能没有影响，那么为什么我会注意到锻炼对我写论文具有那么惊人的作用呢？关键在于，我们对非老年人进行的这类研究太少了，无法得出有力的结论。我想要改变这种情况。

虽然神经科学家在检验锻炼对健康成人的影响方面没有取得很多进展，但制造一种吃了就会变聪明的神奇药丸的梦想始终令人着迷。一些书籍，比如经典的《弗里斯比夫人和尼姆的大鼠》(*Mrs. Frisby and the Rats of NIMH*)和一些短篇故事，比如《献给阿尔吉侬的花束》(*Flowers for Algernon*)描绘了让人类和啮齿类动物变得更聪明的可能性。在电影《永无止境》(*Limitless*)中由布莱德利·库珀(Bradley Cooper)饰演的艾迪·莫莱是一个运气糟透了的失败者，他穷困潦倒，一个偶然的机会让他得到了能够提升认知能力的药丸。在吃了药之后，他立即在股市上发了横财，理了时髦的发型，穿上了高档服装，过着美好的生活，还竞选参议员，甚至学会了说一口流利的中文。太不可思议了!

在电影《猩球崛起》中，由詹姆斯·佛朗哥（James Franco）饰演的威尔·罗曼开发了一种新物质（可吸入气体），这种物质可通过修复阿尔茨海默病造成的损伤来改善病人的认知功能。在电影中，虽然药物被发明出来得太晚，已经来不及救罗曼的父亲，但他的宠物猩猩恺撒吸了一点，突然学会了说话并且控制了整座城市。显然聪明药丸对人们有着无穷无尽的吸引力。

但是这些都是纯虚构的作品，回到真实世界，虽然锻炼不可能像艾迪·莫莱的药丸或威尔·罗曼的气体那么威力巨大，但我在自己身上看到了证据，可证明"有意锻炼"对我日常使用的各种大脑功能具有明确而显著的影响。相关研究资料显示，我们几乎不了解锻炼对成年人的影响。现在利用"锻炼改造大脑"这门课，我便有了绝佳的机会来进行实验。我的学生将每周锻炼 1 小时，持续 14 周。

对于将这门课转化成真正的研究，我只缺少两个要素。第一个要素是，在学期初和学期末测试学生的记忆能力和注意能力。第二个要素是，控制组角色的神经科学课程，即上课时间相同但不锻炼的课程，这样我也可以在学期初和学期末对这些学生进行测试。虽然这项研究具备黄金标准的干预性研究的许多要素，但它并不完美。真正的黄金标准研究会随机地将学生分配到锻炼选修课或非锻炼选修课，而且两门课的指导老师相同。而我让选择锻炼课程的学生进行锻炼，然后与没有报名参加这门课且由其他老师授课的学生进行比较。虽然这比观察研究更好，但我们没有实施黄金标准的随机对照研究，因为我们不能不考虑学生自己的选课意愿而随机地分配他们。

不过这个不算最佳设计的研究进行得还不错。我们必须考虑的另一个因素是，这门课每周只上一次，因此我每周只能让学生们增加一次锻炼。如果我在课堂外设计这项研究，我会让学生们每周大约锻炼三次。这只是一个初步的课堂实验，在实验过程中我会以新的方式让学生参与进来，我们会讨论这个实验在哪些方面不够完美，让它成为学习的一部分。事实上，由于班上的人数比较少（相对于重要的临床研究），因此这等于是降低了我观察到实验效果的可能性。不过这也意味着，如果我们确实发现了锻炼对大脑的影响作用，那会特别令人激动。

我还做了一个明确的决定，把 intensati 作为我的授课内容，因为它将有意识的意图与身体运动整合在了一起。我之所以选择它，而不是用更"纯粹"的有氧锻炼形式，比如在跑步机上跑步、有氧健身操或跆拳道，是因为我进行这项研究的目的是检验我在自己身上看到的效果。我想证明这种方法在研究中是否依然有效。如果是，那么在未来的研究中我会分离出肯定语和锻炼各自的作用。另外，我还觉得 intensati 能够调动和激发学生，比在早晨上课前刻板地在跑步机上跑步更适合这项研究实验。

事实证明，我很容易在系里找到不进行锻炼的神经科学课程作为控制组。但比较棘手的是缺乏进行人类测试的专门技术。我对这种测试经验不足，需要在这个领域中寻求帮助。当我正在脑子里盘算这件事时，碰巧遇到了哥伦比亚大学的同行斯科特·斯莫尔（Scott Small），他是一名神经科学家兼神经病学家，后来他成了我在这个项目上的合作者。一天早晨，我在一个大型神经科学会议上四处转了转之后，坐在会议中心入口处的台阶上歇脚，这时斯莫尔碰巧经过。我们开始聊天，我告诉了他我关于锻炼对大脑所产生影响方面的兴趣，以及我教授新课程的计划。结果他和同事亚当·布里克曼（Adam Brickman）也正在研究锻炼对人类认知的影响。他们有兴趣与我合作来获得更多年轻人的数据，以支持他们最初的假设。我对研究前景感到激动不已，回到纽约后我们开始筹划以我的课程为基础的新的锻炼研究项目。有时只是坐在台阶上歇歇脚，你就可以建立起最好的科学合作关系。

锻炼能促进脑细胞生长吗

锻炼对纽约大学年轻、健康、高智商的神经科学专业学生的大脑会产生什么影响？这个问题的答案来自我在前文中描述的研究，即跑轮对大鼠海马的神经发生有什么影响。

这个研究领域的历史可以追溯到 20 世纪 60 年代，那是一段既令人兴奋，又充满争议的历史。说服人们相信成人大脑中具有神经发生是一件很困难的事。很长时间以来，人们认为一旦进入成年期，大脑中便不再形成新的神经元。直到 20 世纪 90 年代神经科学界才认可并普遍支持这个观点，尽管在 20 多年前波士顿大学的一些研究者就发表了有关成年大鼠的大脑中能够产生新的脑细胞的最早证据。

不幸的是，在那时，成年人大脑固定不变的观点仍根深蒂固，这项早期的研究并没有产生多大影响。大约 20 年后，那些早期的研究者终于用更现代、更有说服力的方法证明了之前一系列的研究是正确的，这些研究确定地表明成年人的海马和嗅球中能够产生新的神经元。不仅如此，1998 年来自瑞典和美国的国际研究团队还提供了成年人海马中会产生神经发生的直接证据。他们的研究做得非常聪明。在对啮齿类动物的研究实验中，研究者只能通过先给它们的大脑注射溴脱氧尿苷（Brdu）牺牲它们，然后对它们的大脑进行检查才能证实存在着新生成的神经元。吸收了这种化学物质的脑细胞刚刚发生了分裂（也就是说它们是新诞生的），成年大鼠的海马中有很多这样的细胞。研究者知道，溴脱氧尿苷通常被用于检测癌症患者体内肿瘤中的细胞生长/分裂，因此这支研究团队设法获得了曾注射过溴脱氧尿苷的癌症病人的许可，允许研究者在病人死后对他们的大脑进行检查。通过检查这些病人的大脑，研究者发现就像在大鼠的大脑中一样，这些成年患者的海马中有被溴脱氧尿苷染色的脑细胞（记住我们都有两个海马，左右各一）。这证实了成年人类像成年啮齿类动物一样，海马中会产生新的脑细胞。

这就是我们在"锻炼改造大脑"的课堂上要集中解决的问题。也就是说，通过 intensati 课增加有氧锻炼是否能促进学生海马中的神经发生，从而改善他们的记忆功能？虽然年老时神经发生会减少，但我们看到了老年人在锻炼后认知功能得到改善的迹象。我的课程将检验年轻的纽约大学学生的神经发生水平是否提高了，如果真的提高了，那么这可能是因为有氧锻炼增加了。我们不可能直接看到神经发生，但可以基于学生在认知任务中的表现来间接地测量，这些任务主要依靠会产生新的脑细胞的脑区。这就是我们打算检验的。

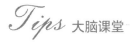 大脑课堂

功能性磁共振成像

类似标准的磁共振成像，功能性磁共振成像同样要使用巨大的磁铁，但它探测的是大脑中血流的改变，这与大脑使用的能量有关。我们知道，当某个脑区很活跃时，流向这个区域的血流就会增加。而且在活跃的脑区中含氧血会变成缺氧血（大脑是身体中最耗氧的单一器官）。通过检测血流和含氧水平的改变，功能性磁共振成像能够间接地测量特定脑区中的活动，它是测量大脑活动最常用的工具。

利用功能性磁共振成像来检测锻炼对人类认知的影响便是斯科特·斯莫尔

和亚当·布里克曼切入的地方。他们曾经采用类似于功能性磁共振成像的大脑成像技术来研究过当被试从事各种任务时的大脑活动。

在这项研究中，他们要求被试记住一个复杂的图形（被称为记忆编码），然后在类似的复杂图形中识别出与最初看到的图形完全相同的图形（见图5-1）。研究的结果是：当被试进行这个富有挑战性的记忆编码任务时，布里克曼和斯莫尔看到，产生新神经元的海马的那个子区域像烟火一样被点亮了。这个区域在完成任务时非常活跃，这说明，如果我们能通过锻炼激发这个脑区，产生更多新的脑细胞，那么我们就有可能观察到被试在这项任务上的更好表现。因此，我们在研究中检验的观点或假设是，有氧锻炼的增加能否改善人类在记忆编码任务上的表现。

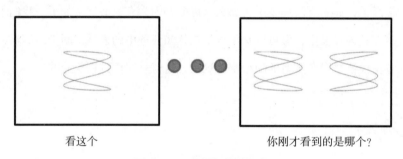

看这个   你刚才看到的是哪个？

图5-1　一个记忆编码任务

锻炼能够改善记忆编码是什么意思？我和其他一些实验室都在检验这样的观点，即增加有氧锻炼能够促进海马中的神经发生，那些海马中新的脑细胞（它们比旧的脑细胞更容易兴奋）能够改善我们的记忆编码能力或形成新的长时记忆的能力。特别是有证据显示，这些新生成的脑细胞有助于区分具有类似特征的输入刺激。例如，当我努力记住是茉莉亚还是帕姆下课后来问问题时，正是海马中新的脑细胞帮助我区分了两者，他们俩碰巧都有中等长度的棕色头发。这有什么影响？那就是，长期锻炼能够增加海马中新脑细胞的数量，只要能一直维持一定的神经发生水平，便可显著改善我们形成新记忆的能力。了解这种现象的工作原理以及如何能达到最佳效果是我们实验室的主要目标之一。

在课堂上把锻炼和学习结合起来是一种创新，不过把课堂变成真正的研究更加令人兴奋。这样学生们不仅成了被试，而且他们还可以和我一起分析数据。作为课程的一部分，学生还有机会研究来自自己的数据（当然会把姓名去掉）以及来自控制组的数据，然后判断锻炼是否真的改善了他们的记忆功能。这种数据分析通常是在实验室中进行的，但我们把实验室搬进了教室。对于应用在授课和讨论中学到的知识，还有比分析真实实验数据更好的途径吗？

来一场"人际关系大扫除"

"有意锻炼"不仅在教学和研究中给了我启发，而且也改变了我应对生活的方式。在和"汽车男""小屋男"约会后我暂停了一段时间，现在我准备好采取其他措施了。我要解决自身的两个问题：我如何能建立起更丰富的社交生活？我怎么能让自己觉得已经为持久的关系做好了准备，并且对此有着开放的态度？

第一个媒人三击未中被我淘汰出局后，我决定换个媒人试一试，毕竟"汽车男"和"小屋男"表面上看都挺合适，或许我只是需要一个有新约会名单的其他媒人。在一家非常棒的酒店大堂里，我约见了另一位媒人。她手头似乎有所有合适的人选，她说的话也很合我的心意。我和她签了约，她给我联系了一个商人和一位医生。两个人都相当不错，但绝对不是我的菜。

后来我似乎找到了"白马王子"。通过这个媒人，我认识了一位非常亲切、非常聪明的律师。他住在纽约市，叫阿特。他跟我简直是绝配。过去几年里我们俩约会都不多，都渴望一段稳定的关系。有一段时间，我们非常默契，一起享用晚餐，周末在他位于新泽西的家中度过，偶尔外出看电影。然后，阿特和我的关系进入了各种差异越来越明显的阶段。我认为自己找到了一个可能管用的解决方案。

我聘请了一位私人教练。当我在约会方面需要帮助时，专业的媒人似乎能够达到预期的目的。现在我需要两性关系改善方面的帮助，或许生活教练能起作用。健身俱乐部有时会提供免费的生活指导课程，于是我报名参加了教练玛尔妮的 30 分钟体验课。

玛尔妮具有惊人的洞察力，她立即开始帮我分析我和阿特的关系，以及我在未来生活中的人际关系。结果她告诉我，需要对我的人际关系进行一次"大扫除"。一直以来我把太多的注意力放在了工作上，没有足够重视维护我的人际关系。我很快发现，对于如何维持牢固的人际关系，我并非知之甚少。我只是需要更多地关注它们，它们就会像我的事业一样兴旺繁荣。我还需要一些该如何启动"人际关系大扫除"方面的指导，这正是教练可以提供给我的。

"人际关系大扫除"是什么样的？我最喜欢的案例涉及一个令人吃惊的任务目标：我所住公寓的门卫。我在教练的帮助下找出了我的人格缺点，其中一个就是我很容易觉得自己受到了无礼的对待。一旦遭到无礼的对待，我不是试着修复伤害，而是生闷气。不仅如此，我还会怀恨在心很长时间。你能想象到消除对门卫的长期怨恨竟然是我着手改善人际关系的首要任务吗？我每周会见到这个门卫若干次，虽然他不是我的家人，但他却与我息息相关，我需要他的服务。

在搬进这座公寓后不久就发生了我所认为的无礼行为。我和当班的门卫沟通搬运家具的时间安排时，与其他友好的、乐于助人的门卫不同，这个门卫的态度相当粗暴。他告诉我，他不确定是否能安排搬家具的时间，我必须找他的主管去协调。我的问题好像让他有点儿生气，而且他特别不肯帮忙。

然后我注意到每当我走过大门时，他都对我不太友好。更令人恼火的是，我看到他和其他居民交流时比对我友好得多。他从来不和我打招呼或者帮我的忙。最后我开始害怕在门口见到他，而且尽可能少和他交往，因为显然他不喜欢我。

第二年圣诞节，我为这座公寓的每位工作人员准备了一年一度的小费。我害怕在前台看到那个门卫，更没有办法把小费亲自给他，于是决定那年不给他小费。我知道这是一种极端的做法，有人会说这很愚蠢、孩子气或不成熟。但无论如何我就是这么干的，然后我为此懊悔了一整年。

当我和教练玛尔妮提起这件事时，她问我是否从来没有和那名门卫谈过那天他为什么会那么粗鲁。我说没有。然后她问我，是不是有可能我对他有点儿冷淡，因此影响了他和我交往的方式？我承认，我当时的态度确实有可能会被认为是冷淡。教练让我意识到，我一直在自己的头脑中编造门卫不喜欢我的故事，尽管是我先对他态度冷淡的。她提醒我，这是我需要清理的关键人际关系，因为这个人是我扩展家庭的一个重要部分。就像其他门卫一样，他非常了解我：我吃什么外卖、去哪家干洗店、哪些朋友会来拜访我以及什么时候来拜访。门卫往往比你的闺蜜更早知道你的恋情，因为他们是最先看到是谁早早地来找你，谁在你的公寓待到很晚，谁彻夜不归。她说改变这种关系的唯一方法是，承认我对他的猜想有误，然后看看他怎么说。玛尔妮帮我设计出了我该说的话。

　　我记得在那名门卫当班的那天早上，我坐在卧室里默默排练我的说辞，我真不想下楼去。我当时的难受劲儿就像参加最重要的期末考试或第一次登台前的感觉。我勉强站起来，来到楼下。当电梯门打开时，我径直走向他，用微弱而颤抖的声音说："嗨，我想问你点事儿。首先我想告诉你我认为这座公寓的所有工作人员都很好，我感谢你们杰出的服务。你看，圣诞节又快到了，我想告诉你，去年圣诞节没有给你小费让我感觉很不好。我之所以没有给你小费，是因为我认为你不喜欢我，我想和你谈一谈这个问题。"

　　啊，我真的说出来了。

　　他看起来很吃惊。

　　他很快就恢复了正常，然后向我保证，他对我完全没有恶意。他说自己的风格就是保持职业性，避免涉足他人的事务，这种行为可能让我误以为他不喜欢我。他指出自己和其他门卫非常不一样，因为那些门卫喜欢和所有住户交谈，问住户们个人生活问题。

　　我的关键发现是，他对我以为他不喜欢我的想法感到很吃惊。

　　我感谢他的坦诚，告诉他我一定是彻底误解他了。我重申，我认为他和所有门卫都工作得很出色，我希望在圣诞节回报每一个人。这或许不是我进行过的最优雅的谈话，但我做了我应该做的。我再次对他表示感谢，然后尴尬地跑出门。在一路飞奔到地铁站的路上，我几乎要如释重负地大喊出来，我尽量让这次充满压力但很成功的谈话远离我。

　　这样做值得吗？

　　当然。

这场令人难堪、压力重重的艰难对话彻底改变了我们的关系。现在我们俩都有意愿、有动力进行积极的互动，那番谈话之后每次见面时我们都会 300% 的友好，包括每天晚上我回家时。这就像我自己的圣诞节小奇迹似的。

这只是改变我生活中人际关系的一个例子。更重要的是，我对生活中所有人际关系是否健康变得越来越敏感，在生活教练的帮助下，我开始修补这些人际关系。

这种修补对我和阿特的关系有怎样的效果？我意识到，我必须问自己为什么想修补我们的关系。是因为我爱他，想与他共度余生，还是因为我喜欢有个伴侣，即使他不是特别适合我？阿特心地善良、非常聪明，这是我非常欣赏的，但是我们的生活风格没有很多共同之处。最显著的差异是，他在纽约没什么朋友，非常不爱社交。他喜欢和我一起外出，但没有兴趣认识我不断增加的朋友。最后我不确定他是否喜欢我的朋友，或者是否能和他们相处融洽。我意识到，不久之前我曾像他一样与世隔绝，我故意改变了这种生活方式，而和他在一起就好像重新回到那段与世隔绝的日子，我可是好不容易才改变了自己呢。他对美食也没有兴趣，这是我在一开始就面临的挑战，也是我们俩命中注定走不到一起的另一个迹象。

听起来这是一个很容易做出的决定，但其实不然。我担心，如果停止和阿特交往，我这辈子会再也找不到伴侣。但是从根本上说，决定已经做出了，我们相处不来，除了和他分手别无选择。

虽然开设新的锻炼课程是我做出的改变中最令人兴奋的一部分，但与阿特的分手同样重要，它是同一过程中令人痛苦的那部分。改变的核心是，我变得更加自知了。这听起来可能是显而易见的事情，但想一想之前 20 年我是多么专注于科学和我的工作。我热爱我的事业吗？我热爱我的实验室工作吗？我热爱研究吗？我热爱阅读吗？是的。但是我意识到，如果我想拥有更完整、更平衡的生活，我必须重新平衡我自己的大脑－身体连接，更多地把注意力集中到身体的部分。然后我开始在人际关系上寻求同样的平衡，我希望从人际关系中获得更多。在这个过程中，我越来越意识到自己想要在生活中实现什么。

我花了很多年时间一心一意地争取获得终身教职，我努力地工作，对科学满腔热爱，不让任何事情挡住我事业的道路，因为其他任何事情都处于次要地位。我太聚焦于工作目标了，以至于没有足够地关注当下。我依然有继续进步的空间，但是这个过程使我开始更加关注我的情感和愿望、我喜欢什么及不喜欢什么，它使我更开放地感受此时此刻发生的事情，而不是一心想要控制未来。

那正是经常锻炼带给我的益处之一：始终聚焦于当下。当从事剧烈的运动时，尤其是当我进行"有意锻炼"时，真的不可能思考未来。在60分钟的intensati课上，我的注意力完全集中在自己身上：我的思想、情感和身体动作。我的身体和大脑是一个整体。我非常了解我的感觉、情感在intensati课上是如何改变的，也了解在锻炼过程中和锻炼之后的各种情绪，从烦恼到快乐、平和、宽慰，再到生机勃勃。我体验了在运动时冥想，在这种冥想中我能够活在当下，允许自己感受大脑和身体正在告诉我的事情。

这种带有强烈情绪、感官性的身体体验成了我搞明白自己想如何生活的催化剂，没有期望，也没有先入为主的观点。什么能带给我快乐？如果它们不能带给我满足或快乐，我该抛弃什么？

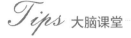 大脑课堂

锻炼与神经发生

◆ 锻炼能够给人带来丰富的环境刺激所激发的大部分积极的大脑改变，包括皮层的增加、生长因子（比如脑源性神经营养因子）和神经递质（比如乙酰胆碱）水平的提高，而大脑中的血管也会增多（血管发生）。

◆ 锻炼和刺激丰富的环境都能促进海马中的神经发生，即产生新的脑细胞。

◆ 锻炼还能增大海马的体积，增加海马神经元树突棘的数量，提升海马神经元的生理特性（以长时程增强为测量指标）。

◆ 目前大多数关于锻炼对人类的影响的研究都以老年人为对象。

◆ 对老年人的研究发现，较多的锻炼量与晚年时痴呆症发病率较低存在相关关系。这是观察研究法的一个例子。

◆ 对老年人进行的随机对照研究（干预性研究）发现，增加锻炼能够改善他们的注意功能，使海马增大。

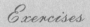 4分钟快速健脑

如何增加锻炼（一）

如果你抽不出几个小时去锻炼，以下有一些我自己应用在生活中的 4 分钟锻炼法：

◎ 一边听着你最喜欢的活泼快乐的歌曲，一边爬楼梯，直到歌曲结束。然后坐电梯爬完剩下的楼层。

◎ 每天花 4 分钟和朋友或同事较量一下俯卧撑和下蹲，或者每天练习若干次再和别人较量。

◎ 在你花 4 分钟时间刷牙的时候，做一做深蹲旋转和侧弯动作（面对镜子，慢慢向右侧弯，然后向左，拉伸与所弯方向相反一侧的肋骨）。为了加大难度，在你的头上裹一条大毛巾，就好像你在弄干自己的头发那样。这会加大侧弯运动的困难程度。

◎ 和孩子玩 4 分钟捉人游戏。

◎ 在计时器上设定 4 分钟，然后尽可能快、尽可能多地打扫客厅。试着清洁浴缸或快速吸尘、快速擦地，那真的会让你累出汗来，而这只持续 4 分钟。

◎ 再做回孩子，玩 4 分钟呼啦圈。这是一项对你的腹肌和心脏非常有益的有氧运动。

第二部分

以锻炼改造大脑

HEALTHY **BRAIN**

HAPPY LIFE

A Personal Program to Activate
Your Brain and Do Everything Better

教室里的锻炼实践

锻炼让人更聪明

2009年9月7日上午9点25分，我穿着氨纶健身衣站在纽约大学的教室前面，准备上我的第一节"锻炼改造大脑"课。我站在之前我讲过无数次课的地方，而学生们穿着各种各样姑且可以算作健身服的衣服，有运动型的、时髦型的、粗野型的、皱皱巴巴的、乱七八糟的，还有像睡衣的。那天早上与平时不一样的不只是服装：我感到很紧张。我至少有10年没有在上课前感到紧张了，我对这堂课很没把握。

之前我上了6个月的intensati培训课，想要成为一名气势夺人的教练，而且我为这门课准备了一年多。今天是我将两个截然不同的世界结合在一起的梦想成真时刻，这两个世界分别是锻炼与神经科学。我将以前所未有的方式来教授这门课。我只是在浪费自己的时间吗？我心想，同事们是否会认为我有点儿精神错乱，我为这门疯狂的运动课大费周章，而我的实验室却并不研究锻炼（至少在那时我还没有研究过锻炼）。在那一刻，我也只认为它是我特别喜欢的业余爱好而已。在这门课上投入那么多时间和精力当然很冒险，甚至在为这门课设计教学大纲时，我还有些犹疑。一般来说，我们的系主任开明而宽容，允许我们开发各种各样的课程，但是没有人设计过一门像我将要开讲的这种课程一样的课。

显然感到紧张的不只有我一个人。虽然所有学生都知道他们将在这堂课上做运动，但我看得出来，他们并不清楚在面对穿着氨纶健身服的教授时应该做何反应。我望向班上的学生们，看到了复杂的表情：担忧、兴味盎然、满腹牢骚、故意做出的厌倦表情和紧张不安的迹象。除非开始着手，否则我永远也不会知道将发生什么。于是我平静地走到教室前面说："欢迎来到第一堂'锻炼改造大脑'课程！我希望你们为这门有些与众不同的课程做好了准备，因为纽约大学以前从来没有开过这样的课。当我决定恢复体形并开始去健身房的时候，产生了开这门课的灵感。我成了健身房的常客，而且注意到，锻炼对我的注意力、精力和工作时的专注度很有帮助。于是开设这门课的想法诞生了。我对这种改变背后的神经科学非常感兴趣，因此设计了这门课。在这门课上，我会把健身课和有关锻炼对大脑的影响的理论教学结合起来。我们开始吧。"

我告诉他们，我们不会被动地学习锻炼对大脑功能的影响方面的神经科学知识，相反我们将主动地参与到研究的过程中。事实上，在开始上课前以及课程结束后，他们会接受测试并与控制组进行比较，看锻炼是否真的改变了他们的大脑。我们还会思考各种各样的问题，比如锻炼如何改变了你的大脑，要发生这样的改变需要进行多少锻炼，锻炼需要持续多长时间（数天、数周还是几个月），什么类型的锻炼能够引发最优反应。

然后我问："你们准备好锻炼了吗？"

学生们小声嘟囔着表示赞同。这可不是我想要的热情程度。

于是我又重复了一遍问题，戏剧性地用手罩住耳朵："你们准备好锻炼了吗？"

他们有力地回答："是。"就这样我们开始了锻炼。

上课时请穿健身衣

一开始我先解释锻炼会如何进行，我们将把跆拳道、舞蹈、瑜伽和武术动作整合在一起并配上积极的肯定语，比如"现在我很强壮""我相信我会成功"。这段解释引发人群中一些人露出怀疑的表情，还有人发出了咯咯的笑声。咯咯的笑声一停歇，我就打开了音乐。我需要掌控局面。

随着音乐从教室里的环绕立体声音响中奔涌而出，我开始介绍第一个动作，它被称为"承诺"。我给他们演示如何随着音乐的节奏向空中轮流伸展右臂和左臂（手掌打开，五指分开）。

当他们学会动作后，我增加了肯定语："是！是！是！是！"

这很容易。接下来的动作被称为"强壮"，需要两腿分开，两膝微微弯曲，左右手交替出拳。

学生们很快学会了肯定语"我很强壮"。接下来的时间里教室中回响着以下的感叹语："我要，我要，我真的想要！""我相信我会成功！""我为受鼓舞做好了准备！""我愿意受到鼓舞！""我能够受到鼓舞！""我正在受到鼓舞！"

当我们做动作时，教室里爆发出一阵阵笑声，但那是欢快、嬉戏的笑声，好像学生们不相信自己真的在平时坐着聆听的神经科学课堂上又蹦又跳、挥汗如雨，大声喊出肯定语。我自己都有点不敢相信了。

当开始按步骤教授运动课程时，我的焦虑不安消失了。

在做"承诺"这一动作时，我问了他们一些问题，比如："你决心致力于什么事情""在生活中，你会对什么表示赞成"。

在做"强壮"这一动作时，我问："在生活中你们什么时候会感到自己很强壮？"有时我会在某个动作上停留较长时间，做出各种变化，让学生在教室里四处活动或让他们变换一下在教室里的位置。关键是，既要系统化地教授动作和肯定语，又要通过增加变化或让他们自己想出肯定语来保持趣味性。在学习和做出这一系列动作的过程中，我会在教室里走动，在学生面前示范正确的动作或者大声点出某个学生的名字，比如问"贝基，你准备好受到鼓舞了吗""艾德，你现在很强壮吗"。

这是让学生投入进来的好办法，这也迫使我尽快记住他们的名字。作为一名传道授业的老师，我一直认为自己在调动学生积极性方面做得相当不错，我会提出适当的问题，鼓励学生们讨论。我可以看出在第一次上锻炼课那天，我和学生的互动方式改变了我以往的教学方式。我发现了一种与学生互动的全新方式，而这种方式是我在健身房学到的。

在记忆研究中有一种被称为"首因效应"的现象，它指的是大脑能够非常清晰牢固地记住一系列事物中的第一项。我们都体验过这种现象：想一想你对初次约会、初吻和新工作的第一天多么记忆犹新。在开始教授这门课时，我意识到，它恰好汇聚了很多个第一次。这是我第一次教运动课程，第一次在全班同学面前深入探究记忆与海马功能之外的主题，第一次冒险走出我的舒适区——"我是一名专家型教授"。是的，那是全新的一天，我沉浸在全新的体验中。

选修新课需要一点冒险精神，我的学生当然符合这个要求。婕米一开始就很突出，她非常投入，是教室中的佼佼者。她是因为个人兴趣来上这门课的。锻炼对她患有自闭症的妹妹很有帮助，事实上婕米告诉我，妈妈一直让她的妹妹执行严格的锻炼计划，以辅助治疗。或许因为童年时其家庭重视锻炼，所以婕米不仅体格健壮，而且是全班每周锻炼时间最多的学生之一（我让所有学生为每周的锻炼做了记录）。她还为自闭症儿童的野外露营活动服务，所以亲眼看到了锻炼对缓解自闭症症状的积极影响。婕米想要了解更多以证实她的观察，因此她是带着比较深刻的目的来上这门课的。她来上课并不是为了满足选课要求并获得一个好成绩。她所关注的焦点确定了她在整个学期表现的基调。顺便提一句，婕米后来进入研究生院继续深造，学习的正是自闭症研究。

艾米丽是人群中的开心果，整个学期在锻炼时她都会发出具有感染力的笑声。我仍记得第一天上课时，她笑得上气不接下气，以至于眼镜起了雾，她都看不见东西了。后来我发现，艾米丽还在医学中心的实验室里工作，研究肥胖对于青少年和青春期前儿童认知功能的影响。安东尼奥·康威特（Antonio Convit）教授领导的这项研究工作最早证明了，患有Ⅱ型糖尿病的肥胖青少年在一系列认知任务中表现得比正常孩子差，这说明，伴有糖尿病的肥胖不仅对人的健康有害（据估计，患有Ⅱ型糖尿病的青少年会比其他人少活20年），而且对患者大脑也是有害的。

考虑到艾米丽热情奔放的性格，毕业后她开始服务于"为美国而教"（Teach for America）组织也不足为奇。据我所知，她把轻松愉快也带给了那里的人们，她还在自己的课堂中引入了运动神经科学的知识。

新课程理论部分的授课是每次30分钟到45分钟，在授课期间我仍会探讨之前要求他们读的资料。我们从神经发生被发现之前的历史性前驱研究，以及锻炼对不同物种的影响谈起。课堂最后一部分是讨论环节。我对学生们提出挑战，要求他们不只是读我指定的资料，还要基于阅读和目前的研究设计出新的实验。学生们学习这门课的方法不再是读一读、背一背，我要求他们像科学家一样思考，提出有趣的科学问题。例如，我指定阅读的期刊文章描述了一系列实验，在这些实验中，科学家给大鼠提供跑轮，增加它们的锻炼强度，然后测量大鼠海马中的神经发生。文章描述了神经发生与大鼠在各种记忆任务中的表现有所改善之间的关系。

也是那次的课堂上，我要求学生想出一个与他们读过的研究有关的、具有独创性的实验。他们会提出研究锻炼对其他脑区，比如对前额叶皮层的影响，也会为了搞白因锻炼而得到改善的前额叶功能源自怎样的大脑改变，思考将采用什么任务和实验。或者他们还会提出想要检查与文章描述的大脑功能改变有关的分子通道。探究锻炼对大脑功能的影响是神经科学领域中一个相对比较新的主题（例如，与记忆研究相比，它还是一个处于婴儿期的主题），虽然已存在可借鉴的可靠研究基础，但依然有一些重要的基础问题尚未得到解答，我将在本章后面的内容中进行探讨。我的目标是先让学生们找出关键问题，然后开始想象并设计解答这些问题的新实验。

完成这种作业需要学生用到不同于上其他课时所运用的思维与分析方式。我希望他们运用从研究发现中获得的知识来提出其他有趣的问题。虽然我把作业设计得很有趣，但最后却引起了一些 A 型人格学生的焦虑。我记得某天，贝基在课堂上呈现她的新实验假设时直言不讳地说道："我知道这个假设不好，不要告诉我它挺好。"我笑起来，告诉她学习提出好的实验问题需要过程和勇气，尤其是面对失败的勇气。我还鼓励她说，认识到问题提得不好是找到提出好问题的方法的第一步。

缓慢而稳定的进步使贝基取得了巨大成功。在期末时她交上来一份非常漂亮的实验设计，研究在锻炼促进神经发生的过程中有哪些分子在起作用。后来她告诉我，她不敢相信自己成功了，我的鼓励和温柔的批评对她的帮助极大。我非常高兴看到她成功了，这证明了我的一个重要信念：任何人都能学会像科学家那样思考。

令课堂活力高涨的秘诀

最初把锻炼引入课堂时我的想法是，我希望学生在学习锻炼对大脑的影响时能感受到锻炼的快感。虽然我也预计到锻炼会让他们精神振奋，进而对理论学习产生积极的影响，但我永远也预料不到实际发生的那些改变，不只是学生发生了改变，还包括我自己。

我在这门课上采用 intensati 有几个原因。首先，正如我所说的，我觉得 intensati 是一种非常具有激励作用、非常令人振奋的锻炼方式，我需要它能在一整个学期的课程中始终激发学生的兴趣，让他们保持积极投入的状态。但是也存在不选择 intensati 的理由，intensati 不仅包含有氧锻炼，也包含具有强烈激励作用的部分。我担心激励的那一部分，也就是肯定语在改善情绪的潜力方面会超过锻炼本身。我权衡了利弊，认为这门课最重要的目标是保持学生积极投入地参与锻炼，因此我坚持选择 intensati。

但我知道对于我们的任何发现，我们必须回过头来判断是锻炼还是肯定语，或者是"有意锻炼"的特定组合造成了我们所看到的效果。这种锻炼形式确实会提升课堂的活跃性，给每一个人，包括我，带来新的活力。锻炼所产生的积极能量很容易渗透到理论讲解和讨论的环节中。最明显的改变是，学生们变得更加精力充沛了，在锻炼结束进入理论讲解部分时，他们的头脑非常清晰敏锐。我们刚刚结束了一小时的锻炼、出汗、互相击掌，学生们的头脑正处于绝佳的学习状态：放松但兴奋，专注而协调，并且学习的主题对他们来说既重要又有趣。

此外，intensati 部分结束后我会让学生进行三分钟的冥想（见第 10 章内容）。这使得他们可以在开始理论学习之前恢复平静。有意的有氧锻炼与短时间冥想相结合，似乎让学生们在随后的理论学习中变得既专注又充满了活力。其中一个学生说，这门课和她上的其他课都不一样，在其他课上她依靠咖啡来提神。她说自己能记住这门课上学到的所有内容，甚至都不需记笔记。另一个学生说，相对于其他课程，她在这门课上能够更好地集中注意力。

我相信学生们的一部分充沛精力来自这个不同寻常的环境，即学生和他们的教授在课堂上一起锻炼（其实是在教授的带领下）。我要求学生在我讲课时也要与我积极互动，就像在一呼一应的锻炼环节一样。所有这些因素都促成了学生活力的高涨，在我以前的课堂上从来看不到这些。我相信，积极的肯定语也发挥了作用。正如我在第 4 章中所讲的，不仅积极的自我肯定语被证明了能够缓冲我们的压力、改善我们在某些情境中的情绪，而且有氧锻炼也能够增加大脑中各种激素和神经递质，比如多巴胺、5- 羟色胺、内啡肽、睾酮和脑源性神经营养因子。所有这些对情绪都具有积极的影响。与这些发现相一致的是，在课堂上学生们高涨的情绪恨不得直冲房顶。

当然，从锻炼中受益的也不只是学生，还有我。我最先注意到的是，领着学生锻炼让我更加充满活力。在上完传统形式的课之后，我通常会筋疲力尽。我曾担心，在教了一个小时的运动后，接下来的课我会撑不住。但我发现与我想象的相反，在上完"锻炼改造大脑"的课之后，我比上完传统科目之后更有精力了。锻炼、肯定语以及我领着学生做出的有力姿势使我体内的睾酮增加，使我情绪高涨。

令人最吃惊的改变是，在课堂上我和学生的互动方式变得非常不同。在这门课上我们一起喊出肯定语，以嬉戏的方式互动，这在正常的理论授课中是不可能实现的，这种方式扩展到了讲课／讨论部分。因此在整堂课上我以更放松的方式与学生互动，还与学生分享了不少我的亲身经历，我坦率而轻松地告诉他们，肯定语如何影响了我的生活。这些并非科学故事，却是我如何在生活中"坚持不懈"（它是肯定语之一）或我什么时候变得"很强壮"的个人事例。这是我所接受的 intensati 教练培训的一部分，但我不知道这种个人接触能在多大程度上改变我和学生的互动。这让我想起了玛丽安·戴蒙德在上课时与我们分享的关于她的生活和家庭的个人故事。我还记得她的故事，但我用了很多年才明白，这对她与学生能够建立起和谐的关系是多么重要。

我的秘密教学武器

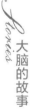

让学生牢记所学内容最有效、最好的教学工具之一，是新颖的或令人吃惊的元素。新颖的或令人吃惊的事物会引起人们的关注，调动其情绪系统，因此特别难忘或"有黏性"（这是神经病学家喜欢用的说法）。

让我来解释一下。

我曾给 120 名非神经科学专业的学生教授过一门名为"大脑与行为"的基础课程。当我们进行到我最喜欢的部分——记忆时，我想以非常令人难忘的方式导入这个部分，于是开始琢磨各种方式。在教学会议上，我把这个想法告诉了我的助教，让他们进行头脑风暴。艾瑞克想出了一个不可思议的主意。他说，我们有一名研究生在兼职做先锋派滑稽演员，而且很受欢迎，他的艺名叫"弗勒克斯博士"。通过电子邮件，我们很快确认了他乐意加入我们的小计划。

在讲记忆的导论课程那天，我像平常一样开始讲课，描述记忆的基本概念。弗勒克斯博士突然从门口冲了进来，穿着书呆子式的西装，外面套着实验室白大褂，每个人都大吃一惊，包括我。我之所以吃惊是因为，我之前没看到过穿着全套行头的他，他的半边光头上盖着一英寸厚的看起来像金色眼影一样的东西。恰好在这个时候，一位助教打开了音乐，弗勒克斯博士在教室前面跳起了花式慢步舞，做出近乎淫秽的舞蹈动作。这时，学生们面面相觑，然后看着我，疑惑到底发生了什么事情。之后，弗勒克斯博士脱掉白大褂，扯掉剩下的大部分衣服（这些衣服是用魔术贴连在一起的），露出了非常小的金灿灿的平角内裤（最初他给我描述他的表演时，没有提到内裤有这么小）。

然后弗勒克斯博士走到我的旁边开始随着音乐像波浪一样扭动身体，甚至做了一个下腰。最后，他穿上那身橘黄色的滑稽西装，戏剧性地离开了教室。

你真应该看看当时学生们脸上的表情。当弗勒克斯博士走出教室之后，我不失时机地赶紧问学生们："什么让你们最难忘？"

坐在大教室后排的一位年轻人举起手，他以前可从来没有举手发言过呢。我让他回答，他很确定地说："金色小内裤！"

我说："对！"

我解释说，在记忆课程开始前的这个展示本身就很令人难忘，因为金色小内裤新奇、令人吃惊、让人激动还吸引人的眼球。我敢保证这些学生会在很长时间里都记得这段记忆课程的前奏。

掌握锻炼改造大脑的确凿证据

"锻炼改造大脑"这门课非常棒的一面是，我不仅可以讲出相关的逸闻趣事，说一说这门课和我教的其他课有多么不一样，更重要的是，我获得了真实的实验数据。你应该还记得，我们在这门课上提出了一个问题，即相对于不包含运动的其他神经科学课程，这门持续一学期（15周）、包含一周一次有氧运动和肯定语的课程能否改善记忆编码？在这项研究中，实验组和控制组的学生人数都比较少。条件对我们不算有利，因为被试人数较少，而且他们完成的锻炼次数也比较少。

我们检验了记忆编码任务的结果（取决于产生新神经元的那部分海马），看一看两个班的表现是否存在差异。我们兴奋地发现，相对于控制组，实验组在一个测量项目上存在显著改善。我们发现实验组在记忆编码任务中对正确刺激的反应明显更快。加工信息的速度是认知的一个方面，据研究，它会随着锻炼而得到改善，我们在这项研究中能够看到这样的结果。

之前的研究显示，运动之后大鼠在执行任务时的表现会明显变得更好，就像我们做记忆编码任务那样。我们没有看到其表现得到了整体改善（也就是做出更多的正确选择），但实验组大鼠与控制组大鼠之间的巨大差异源于运动量更多——有时一天跑10公里（大鼠喜欢跑步）。我们在学生身上也没有看到记忆得到整体改善的情况，但我们似乎看到了其表现有所改善的最初迹象，它以反应时缩短的形式体现了出来。这很重要，因为这说明一周仅增加一次锻炼，你就能看到健康年轻人在记忆编码任务的某些衡量标准上有了明显改善。

这个发现点燃了我心底的热情之火，就像以前从没有获得过任何其他发现一样让我激动万分。如果仅仅每周锻炼一次就能让我们在健康的年轻人身上看到可靠的效果，那么把锻炼增加到每周三四次会怎样呢？这真令人激动，而这也是我们试图解答的问题之一。

另一个从最初的研究中衍生出来的问题是，我们所看到的效果仅仅是源自有氧锻炼或者积极的肯定语（有意图的部分），还是源自两者的结合。正如我在前文中提到的，在这门课上，我和学生的互动关系发生了激动人心的巨大改变，很多学生说我们在课堂上说的那些肯定语会在他们的脑海里回响一周的时间。在结束了锻炼研究后不久，我又进行了另一项研究，即聚焦于 intensati 的情绪影响部分。这次我们的研究对象是有外伤性脑损伤的患者。

当我在纽约大学医学院做了有关锻炼课的主题演讲后，纽约大学医学院瑞斯克康复医学研究院的特里萨·阿什曼（Teresa Ashman）成了我的合作者。阿什曼专门从事外伤性脑损伤患者的康复治疗工作。考虑到各种因素，他们似乎是做锻炼干预实验的理想人群。首先，这些病人存在各种认知缺陷，包括注意、动机和记忆方面的问题。外伤性脑损伤患者还常常存在抑郁和疲劳的症状。我们推测，长期锻炼可能对改善这些病人的认知能力、缓解其抑郁症状有所帮助。我们开始设计简单的运动计划，整个过程持续 8 周，每周让实验组的被试锻炼两次，并且在干预前和干预后应分别对被试进行测试。控制组则在相同的时间周期内不做任何运动。

选好实验组的被试后，我进入了实验的第一个环节，即对他们表示热烈欢迎，并做一次鼓舞士气的讲话，告诉他们为什么我要进行这项研究，鼓励他们在接下来的 8 周里尽可能多地参与锻炼。选取的被试的年龄从 20 多岁到 60 多岁不等，因为任何年龄的人都有可能遭遇外伤性脑损伤。幸运的是，那天实验组的被试们格外积极且对实验满怀期待。我相信，我们拥有一群积极投入的好被试。

然后我请阿曼达·伯林领着他们做了三分钟简短的运动示范动作。对于在介绍会上站起来做运动，他们看起来不太有信心，不过最后几乎所有人都加入了进来，而且似乎乐在其中。当示范结束时，我转身看到一位女士向我走过来，她涨红了脸，看起来好像快哭了。她介绍说自己叫安吉丽娜，我赶紧问她怎么了。"这对我来说简直是折磨！"她一吐为快，"音乐声太吵闹，节奏也太快了，屋里明亮的灯光害得我眼睛很难受！"

我看得出安吉丽娜希望参与这项研究，但运动示范让她备感挫败，我担心她不会再来了。阿什曼和我向她保证，下次我们会把音乐换成节奏慢一点儿的，把灯光调暗。如果坐着做运动对她来说更容易一些的话，她便可以按自己的意愿进行。然后我们把她介绍给了教练，向她保证教练会很好地照顾她。最后安吉丽娜平静了下来。

在实验组聚在一起参加锻炼课的那8个星期中，我会定期了解他们的出勤情况，确保教练获得了所需的支持，且能够有效、轻松地管理课程。在锻炼课结束时，我收到了来自他们的邀请，他们邀请我参与最后一次课程，去看一看他们的进步，这让我有些感动。

我来到纽约大学医学院的教室，立即注意到教室里充满了活力。每个人都很兴奋，他们说自己不敢相信8周时间这么快就过去了。当所有人准时到达后，阿曼达开始上课，我注意到，她的音乐和其他健身俱乐部的音乐节奏一样很快，但每个人都能跟上。我看到实验组的被试们能完美地跟着音乐又蹦又跳，用力挥拳，他们显然清楚自己该做什么。

然而，接下来的景象让我非常开心，我看到安吉丽娜站在第一排，我几乎认不出她来了，但那确实是她，她在一边锻炼一边欢笑。我看了两遍确认那就是她，没错！这种改变让我惊叹不已。

锻炼和冥想结束后，我们围成一圈坐下来，我问："你们知道自己有多么不可思议吗？"大家的脸上都洋溢着笑容。

我继续说："你们知道在我的眼里你们与 8 周之前是多么不一样吗？究竟发生了什么？"

接下来他们开始互相评点，热情洋溢地说起来。一个漂亮的姑娘说自己在这堂课上重新学会了微笑，她还邀请自己的治疗师来参加最后这堂课。另一位女士则说，看到每周每个人的进步让她特别受鼓舞。他们都称赞阿曼达是一位杰出的教练。安吉丽娜讲述了自己惊人的改变，这实际上是一个持续渐进的过程。她说，第一周在锻炼的时候，自己甚至感觉不到身体下面的双脚，但是第二周时她便能感觉到了。她之前不能同时做手臂的动作和腿部动作，于是只能锻炼一部分，但是很快她的腿和手臂就可以一起动了，在定期参加锻炼课后，她突然能够做出所有的动作了。我无法形容她在说这番话时脸上所呈现的那种欢乐与成就感。

参加锻炼的实验组发生了真正的改变，那是我所见过的最美好的改变之一。但结果不只如此。实验组的被试在锻炼课开始前都接受过认知和情绪测试，很幸运，对于我们所关注的情绪与生活质量的改变，有各种各样的评估表格。在锻炼干预前，我们让这些被试填写了这些评估表，而现在，他们需要再次接受相同的测试，从而帮助我们判断相对于没有锻炼的控制组，他们是否发生了改变。我们的发现正反映了我在最后一次锻炼课上所看到的景象：相对于没有参加锻炼的外伤性脑损伤患者，那些参加锻炼课的患者在关于情绪和生活质量的测量中有较为明显的改善。正如各种调查所显示的，日常参加锻炼的外伤性脑损伤患者在抑郁和疲劳指标上的得分降低了，在积极情感和生活质量上的得分升高了。当我在锻炼课上看到这些被试时，就觉察到了所有这些改变。结果显示，他们在记忆和注意方面的测量中并没有发生改变，这可能是因为尽管实验组最终达到了较高的有氧运动水平，但这却花费了数周时间。换句话说，虽然我们看到了实验组被试在情绪方面的明显改变，但在这8周里他们进行有氧运动的剧烈程度可能还不足以引发明显的认知功能改变。

在完成外伤性脑损伤患者的研究后，阿什曼、我以及我们的研究团队合力撰写的论文对我来说是成功发表的第一篇论述锻炼对病人群体的影响的实验报告。这多么令人激动啊！我们的发现说明，持续8周、每周两次的锻炼能够显著改善外伤性脑损伤患者的情绪、情感和生活质量，减少其疲劳感。虽然我们的研究样本比较小，但结果却令人兴奋。不过当时我们不得不问自己，究竟是什么因素引发了这些积极效果。是锻炼，还是有趣、交互的集体环境呢？单单这项研究还无法回答所有问题，但未来的研究能够对这些重要因素进行梳理。重要的是，我们的研究结果说明，"有意锻炼"能改善外伤性脑损伤患者的各种情绪和疲劳指标。研究一开始就能获得这样的结果，我真的是喜出望外。

关于锻炼的已知与未知

当我告诉别人我是研究锻炼对大脑功能的影响的神经科学家时，人们通常会有两种反应。第一种反应是："真酷，我想知道你的研究结论！"第二种反应是："我们当然知道锻炼能够改善大脑功能，这不是旧闻了吗？"

我认为这两种反应都反映了大众媒体对这一领域的影响。一方面，媒体上每天都会报道锻炼对大脑功能会产生积极作用的通俗文章。从可以让大众随时了解最新研究、发现的意义上来说，这些文章很出色，但它们倾向于从单一研究的论文中得出过分的结论，给读者留下错误的印象，让他们以为我们掌握了超出实际范围的知识。因此我可以理解，在人们的印象中我们的大多数研究成果是已知的了。

但现实非常不同：确实有越来越多的神经科学家专注于研究锻炼对大脑功能的影响，研究对象包括动物和人类，但仍有很多重要而令人激动的问题悬而未决。例如，迄今为止的动物研究还主要聚焦于锻炼对海马的影响以及锻炼带来的神经递质与生长因子的改变。这些方面的文献比较丰富，但一个令人激动的方向是研究锻炼对海马之外的脑区的影响。例如，人类大脑研究中最普遍的发现是锻炼对前额叶功能的影响，对于锻炼对啮齿类动物前额叶皮层的影响，我们却知之甚少。

类似地，有文献记录了锻炼能缓解帕金森氏病的症状。这些发现说明，锻炼对纹状体也具有强大的影响力，而纹状体正是帕金森氏病患者受到破坏的最主要脑区。然而，极少有研究会去探查锻炼对正常动物的纹状体的影响。但是还存在一个最重要的问题未得到解答，即了解锻炼是通过怎样的通路、分子和机制引发了大脑中的改变。这个问题可以通过动物研究来找到答案。

换言之，我们知道，如果让大鼠锻炼，你会看到其脑源性神经营养因子、内啡肽、多巴胺、乙酰胆碱水平及神经发生的改变，但我们并不能确切地知道锻炼如何引发了这些改变。可能有很多不同的因素在发挥作用，而且不同的因素也可能导致各种生理改变，比如心率、呼吸频率的增加，血流、肌肉活动或体温的改变。这是一个复杂的问题，而许多基本问题还未得到解答。最近一项研究声称，科学家发现了一种由肌肉分泌的因子，它可以进入大脑，刺激大脑释放脑源性神经营养因子。这是一份令人激动的研究报告，但需要其他研究来证实和复制它的结果。

在人类大脑研究中，还有大量问题尚未找到答案，其中很多问题源自动物研究，需要用人类被试的随机对照研究来加以证实。然而初步研究就已经吊起了我们的胃口，我们知道锻炼会对大脑功能产生影响，但我想知道在大鼠身上观察到的惊人改变是否会发生在人类身上。简言之，在这方面学术界缺少对人类的规范性研究，而这正是我们实验室研究项目的核心。关于锻炼对人的影响，以下这些尚未得到解答的关键问题令我非常着迷：

问题 1：人需要进行多少锻炼才能出现明显的记忆力或注意力方面的改善？

答　案：我们知道 30 分钟到 60 分钟的短期运动能够改善注意力，但还不知道能维持多久。增加锻炼 8 到 12 周之后，我们会看到被试在注意力方面的改善，有时也会看到记忆力方面的改善。

问题 2：锻炼之后，人类大脑的功能增强可维持多久？

答　案：对于剧烈运动或长期运动来说，我们不清楚这个问题的答案。

问题 3：最低限度的运动能够改善哪种大脑功能？

答　案：我们不知道。

问题 4：哪种运动最有效？

答　案：有证据显示，有氧锻炼比拉伸训练或抗阻训练更有效，但我们还不知道哪种有氧锻炼最好，或者什么水平的心输出量最有利于提升人的认知能力。

问题 5：瑜伽对大脑有益处吗？

答　案：一些关于瑜伽对大脑影响的研究主要聚焦于冥想是如何作用于大脑功能的。但是极少有这类研究得出了明确的结论。

问题 6：我能通过服药来获得与锻炼相同的效果吗？

答　案：不能。虽然很多人尝试创造出这种神奇的药丸，但是没有任何药物
能复制锻炼对大脑功能造成的广泛影响。

问题 7：一天中什么时候锻炼最好？

答　案：首先，它可以是一天中的任何时间，只要你能够有规律地在这段时
间里进行锻炼。科学家还没有明确地判定出一天中最佳的锻炼时
间。我个人的首选是在早上锻炼，这可以提升体内有益的激素、神
经递质、生长因子和内啡肽的水平，让我为工作做好准备。虽然事
实可能确实如此，但科学家还没有确定的证据表明什么时候锻炼对
人的认知表现更有益。或许什么时候锻炼并不太重要，大脑中化学
物质和功能的长期改变与你经常在一天中什么时候锻炼无关。在缺
少结论性证据的情况下，我选择理论上最好的答案，那就是在早上
进行有氧锻炼，让大脑为一天的工作做好准备。

以啮齿类动物为研究对象的实验发现，锻炼能够使大脑发生显著的改变，
这使得锻炼成了最令人激动的潜在疗法之一。锻炼不需要花钱，而且人人可
用。锻炼有可能改善年轻人、老年人、健康人和病人的大脑功能；锻炼能帮助
学生更好地学习；锻炼能改善大脑的各种认知能力，因此也让人更快乐。这就
是我为什么非常兴奋地将自己下个阶段的事业奉献给这个领域的原因。

再度约会音乐人

我的课"锻炼改造大脑"是一种全新类型的实践课程，它代表我所承担
的全新挑战。我不满足于继续一板一眼地走在记忆神经科学的大道上，现在我
获得了终身教职，开始探索其他我感兴趣的领域。我觉得自己正处在交好运的

时期，这始于我在饮食和锻炼方面做出改变时，它们改变了我对身体的感觉，改变了我生存于世的方式。这些改变进而也改变了我看待自我的方式，我开始觉得自己是强壮的，像我在健身课上所说的肯定语那样，是有影响力的，并且能够实现我想做出的任何改变。

每次去健身课时我都会得到一点激励和启发。除了大脑中那些有益的化学物质急剧增加之外，它还提醒我，只要我想，便可以持续地进行自我激励，我可以感受到这样做对锻炼自己的力量和忍耐力是有帮助的。这种改变也影响了我所参加的其他运动课程，比如跆拳道、有氧健身操和舞蹈课。尽管其他课程并没有结合明显的意图进行练习，但在锻炼时我对于自己情感体验的自我意识及协调性都像在练习 intensati 时一样得到了提升。带着这种心理与情绪能量——具体可体现为积极性和动机的提升，我觉得自己能搬动大山。

这种鼓舞和启发不仅影响了我的课程，而且开始影响我生活的其他方面。例如，虽然刚开始我把教授"锻炼改造大脑"课程作为一种科学爱好，但在第一学期的某个时刻我清晰地意识到，这个主题对我来说不仅仅是爱好。当时选修这门课程的一名学生奥马尔向我走过来，和我谈起想在我的实验室做有关锻炼的独立研究。奥马尔是学校体育代表队的运动员，具体来说，他是纽约大学男子篮球队的先发后卫，因此对长时间、艰苦的锻炼并不陌生。在班上，他是个安静的学生，因为他会花很多时间来锻炼，所以对锻炼对大脑功能的影响有着深厚的研究兴趣。

在课程开始后不久，他来到我的实验室，询问是否可以在我的指导下做研究。作为课程的一部分，当时我们正在做有关持续 3 个月的长期锻炼对大脑功能影响的研究。不过奥马尔感兴趣的是，是否有证据显示仅仅一个小时的有氧锻炼就能显著改善认知功能。这是一个很棒的问题，我高兴地同意他加入实验室来做这个项目。当时我的实验室其实没有做任何其他有关锻炼的研究，他的请求让我意识到，我确实希望严肃认真地研究这个问题。正是在那个时候我不再把锻炼作为科学爱好，而是宣布它成了我们实验室的一个重要研究主题。尽管我不是这个领域的专家，但我非常渴望通过努力成为一名专家。

因为锻炼而新获得的探索精神甚至对我的约会也有影响。我受够了纽约的媒人们，决定在网上碰碰运气。人们说，你会吸引和自己很相似的人。有一天，当我在约会服务网站上浏览一些候选者的简介时，其中一份立即吸引了我的注意。简介中没有照片，这意味着我通常会直接忽略掉它，但这份简介本身引起了我的兴趣。丹尼尔是一位职业音乐人，从来没有结过婚，住在纽约，曾在纽约市一些最好的管弦乐队里演奏过。嗯，自从弗朗索瓦之后，我的内心便为音乐人留下了一块柔软之处。或许这个人值得我再多了解一下。在这个约会网站上，你必须回答很多问题才能进入下一层。我这样做了，之后看到一张照片，觉得他外貌不错，尽管看起来有点紧张。他是一位在纽约工作的职业音乐人，而我在期盼什么呢？

来自地狱的媒人

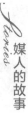
媒人的故事

我并不反对媒人。我曾找过的两个媒人为我提供了一些合乎情理的约会，如果不算非常优秀的话，还有过一次认真的恋爱。但是我最后遇到的那个媒人让我在可预见的未来再不想求助媒人了。当时我和我的挚友，来自亚利桑那州的神经科学家康拉德去了一个晚间水疗活动，听一个媒人的嘉宾演讲。那位媒人非常瘦，我不禁注意到她不怎么爱笑，看起来好像不太开心。她说了 15 到 20 分钟她做媒的宗旨和例行方法。在她陈述完之后，事情才变得有趣了些，她说我们可以向她提问。一个穿着黑色高筒靴和名牌裹身裙的优雅女士举手示意要提问题，她说："我有一位朋友，她总是让和她约会的男人感到畏惧。您对此有什么建议？"

那位媒人不假思索地说："首先，我不会再穿妓女的靴子了。"显然这个媒人指的是那位女士穿的黑色过膝高筒靴。我永远不会通过它们联想到茱莉亚·罗伯茨的行头，但那是我的品位。

房间里死一般的寂静。我觉得每个人都在屏息等待，看接下来会发生什么。拳脚相加，暴跳尖叫，还是拉扯头发？任何事都有可能发生。

那位女士平静地答道："我说的是我的一位朋友。"

我相信媒人很快意识到了自己刚才是多么无礼。她说："嗯，畏惧在约会中很常见，尤其是在纽约。"我不记得她接下来说了什么，因为她的粗鲁让我非常震惊，我只想尽快离开那里！

不，我再也不想和媒人打交道了，至少肯定不要"妓女靴子"小姐。

在我回答了一些喜欢做什么、在哪儿吃饭之类的问题后，我们约定在卡内基音乐厅附近一起吃午饭。卡内基音乐厅里常常有表演和练习。我们一拍即合。虽然他比较安静内向，但也聪明有趣，而且喜欢美食，这对我来说是大大的加分项。这次约会看起来前景光明。

丹尼尔和我约会了 8 个月，在此期间我听到了很多极出色的音乐，吃了一些非常棒的餐馆，对纽约市的古典音乐界有了全新的认知。我们一起留下了一些最温暖的回忆，比如我去看美好的歌剧表演，他在管弦乐队里演奏，在表演结束后我们一起去吃浪漫的午夜餐。他会给我讲与那位难相处的指挥合作时的痛苦和磨难，或者聊一聊耽搁整个管弦乐队排练的那个人。我非常喜欢听他讲话。但是在其他夜晚我不得不独自回家，因为表演后他还需要为第二天的演出进行排练。一开始他紧张的排练日程并不妨碍我，因为当时我也很忙，但我逐渐意识到，他在工作上投入得太多了。

最后，丹尼尔希望我们只交往到这种程度就好。他没办法和我共度更多时间，因为音乐是他的挚爱，他永远不可能为我付出这般多，于是我们分手了。分手总是让人伤心的，但这次分手有些不同，我意识到，我很享受这段交往，我们一起外出时很开心，我很高兴认识他，而且我至少因此对认真的职业音乐人有了一点儿了解。我变得更加大胆自信，更加能接纳真实的自我了。这显然改变了我的恋爱观，我现在能退后一点，领悟恋爱是怎么回事，然后继续前进。请不要误会我的意思，分手时我真的非常难过、生气、痛苦、悲伤。但是这一切很快就都过去了。

我得到的另一个颇具讽刺意味的经验是，我仍坚定地相信物以类聚、人以群分，人们会吸引与其类似的人，比如丹尼尔。我吸引了一个有智慧、敏感而有趣的工作狂，他对工作非常投入，以至于无法在生活中插入亲密的恋爱关系。我不得不检视自己，我就是那样的吗？经过很多努力，我的社交生活才开始不再像伊斯特伍德电影中被废弃的鬼城。现在我有了更多的朋友，社交生活也变得更有活力了。虽然我抽出了更多时间做其他事情，但是说到底，工作依然在我的心目中排第一。或许我依然在以工作上的成就来评判自己。

我已经走了很长的路，但还有很长的路要走。当我开始吸引非工作狂的男人和朋友时，我便知道我抵达目的地了。他们对真实的自我很有信心，能很好地平衡工作与生活，这正是我渴望的。这仍是一项漫长的探索工作，但我已经取得了一些进步。

Tips 大脑课堂

锻炼如何让你更聪明

◆ 有氧运动能够改变课堂学习的效果。

◆ 每周进行一次"有意锻炼",持续一学期便能缩短大学生的反应时间。

◆ 每周两次、持续 8 周的 intensati 健身课可改善外伤性脑损伤患者在情绪和幸福感方面的 4 个测量指标。

Exercises
4 分钟快速健脑

如何增加锻炼(二)

如果你邀请朋友和家人共同参与进来,一起完成 4 分钟的锻炼会更容易。所以不要害羞,把他们拉进来一起运动。

◎和你的爱人来一场 4 分钟的枕头大战。

◎每周在你最喜欢的电视节目插播广告时做开合跳,可邀请家人和你一起做。

◎和别人掰一会儿手腕。

◎随着你最喜欢的音乐在办公室、卧室、客厅、厨房里跳舞,刚开始的配曲节奏可以稍微快些。这样做肯定能让你情绪大好,活力充沛。让那些歌手把你调动起来吧!如果太极拳更适合你,那就去练太极拳。

◎上班期间,你可以走楼梯去另一个楼层的卫生间。

◎随身带根跳绳,随时随地来跳一跳。

◎和你的狗或猫嬉戏玩耍,到处走走。

第7章

告别焦虑的心境

锻炼对抗压力

你还记得小时候突然听到老师说要"突击测验"时的情形吗？你还记得当可怕的试卷传到你这里的时候，你的心跳开始加速、手掌开始冒汗的情景吗？那是你的应激系统在发挥作用。身体会分泌出一种肾上腺素，来帮你更好地回想起学到的知识。短暂的应激爆发是神经系统被唤醒的结果。

换句话说，压力并不总是糟糕的。研究发现，适度的压力有益于我们的健康，它能够强化我们的免疫系统、心血管系统，加速创伤的恢复。我们的应激系统还是非常重要的身体预警系统，当需要从着火的房子里逃跑或需要躲避飞驰而来的汽车时，它能帮助我们避免危险。

另一方面，太多的压力，尤其是持续很长时间、看不到头的压力则对我们的健康非常有害。长期压力与心脏病、抑郁症、癌症以及其他可威胁生命的疾病都有关。像其他人一样，每天我都会面对各种各样充满压力的情境：从每天上下班的通勤路上，到电子邮箱里突然增加的 100 封新邮件，再到超市里熙熙攘攘的人群。压力持续不断，似乎不可避免，可真是这样吗？

关于压力的神经生物学

我们的身体具有三个非常协调的系统，可以帮助我们应对压力。第一个是躯体神经系统。它是神经系统的一部分，使我们能够对身体发出类似"站起来，跑"的命令。躯体神经系统的基础部分包括位于额叶中的初级运动皮层和通过脊髓和神经来连接脑区及身体随意肌的通路。随意肌是那些我们可以有意调动的肌肉，它使我们动起来以逃避危险。

有助于我们应对压力的第二个重要系统被称为自主神经系统。自主神经系统包括两个部分，它们各自在非常不同的情况下发挥作用。第一个部分被称为交感神经系统，它负责我们的战斗或逃跑反应。当生活中出现应激源时，比如狮子、地震、核泄漏事故等，交感神经系统会被激活，让身体做好应对的准备。它发挥作用的方式是，增加我们的心率、呼吸频率，放大瞳孔（为了更好地看清狮子）。交感神经系统还会向血液里释放葡萄糖，因此身体和特定的肌肉能够很快获得能量，在需要逃跑时，它还能控制血液流向重要的肌肉群。在紧急情况时用不到的其他系统则会关闭，包括肾脏功能、消化功能和生殖功能。换言之，遭遇狮子袭击时我们没时间撒尿、拉屎或排卵，这些都晚点儿再做吧。

自主神经系统的另一部分被称为副交感神经系统。当我们放松时这个系统就会开始工作，作用基本上是逆转紧急事件时交感神经系统所发挥的功能。副交感神经系统会降低人的心率和呼吸频率，让瞳孔缩小。它把血液输送到消化系统中，这样我们便能消化丰盛的早午餐了；它还可以支持生殖功能，这样女人便能够排卵，男人能够产生精子；而且它会使膀胱收缩，这样你便可以撒尿了。交感神经系统和副交感神经系统互相协调，当一个系统活跃时，另一个系统就休息，反之亦然。

第三个与应对压力有关的系统被称为神经内分泌系统。它涉及两种重要激素的分泌。在压力情境下，这两种激素被分泌出来，促使交感神经系统执行应对压力的功能。第一种激素是由肾上腺分泌的皮质醇，而肾上腺位于肾脏的上方。在应对压力时，交感神经系统会发出释放皮质醇的信号，皮质醇能够增加糖原生成，即向血液中释放葡萄糖，来抑制免疫系统功能，减少骨骼生成。在紧急情况下，皮质醇突然增加有助于激活大脑和主要感官，这样我们会变得更警觉，能够更好地应对紧急情况，比如在着火的大楼里寻找逃生之路。压力情境下被释放出来的第二种激素是肾上腺素，它也是由肾上腺分泌的。肾上腺素会让你的心跳加快，泵出更多的血液；它会让血压升高，扩张你的呼吸道，使你的瞳孔放大。正是肾上腺素让你的身体为逃避狮子做好准备的。

这些系统非常协调，可在两类主要的情境中发挥作用。第一类是出乎意料的紧急情况，比如在野外遭到狮子袭击时。在这种紧急危险的情况中，身体的应激系统立即被激活、被唤醒，以便我们采取行动。这个系统还可以很好地应对并不危及生命的短期压力，即第二类情境，比如当你需要一股能量进行冲刺时，或者马上就要到完成一个大项目的最后期限时，或者赶时间去接孩子时。同样的系统会根据不同情境给予你必要的能量以完成任务。

长期压力对大脑的危害

人类在不断进化着，我们的生活环境变得更加复杂，产生了复杂的社会系统，因此压力来源也发生了改变。在我们一周内每天 24 小时在线的社会里，压力从各个方面扑向我们，从在火车上大声讲电话的家伙到吹毛求疵的老板，再到自己所从事行业的激烈竞争。这些都不是快速作用于我们的压力源，相反，它们会成为长期的、无处不在的压力。注意，当人类祖先在非洲平原上和丛林中进化时，这类长期的、心理方面的压力源并不存在。应激系统的肮脏小秘密在于，尽管这类压力源很复杂，但它区分不开事关生死的紧急情况与如今的长期心理压力有何不同。因此，担心缴税的问题会像一群角马来袭一样激活你的应激系统，虽然激活程度可能不像一群角马袭来时那么强烈，但它会一直保持激活状态。这也同样适用于我们对任何事件、环境或有问题的人际关系的认识：如果我们认为它是充满压力的，那么就会感觉到压力，并做出应激反应。这似乎不太对，但事实就是如此。如果因为生活中的这些长期压力，交感神经系统始终保持活跃状态，那么副交感神经系统便始终处于抑制状态，你的身体和大脑就无法从持续不断的准备逃跑或战斗的状态中放松下来。

交感神经系统长期激活的后果是，你所有的应激系统始终是活跃的：心率有一点快，血压持续偏高，血糖也一直处于较高的水平，消化系统和生殖系统中的血流较少。我们很容易看出来交感神经系统长期活跃为什么会导致心脏病、糖尿病、溃疡和长期的生殖问题，比如勃起功能障碍和月经失调等。不仅如此，长期压力还会削弱我们的免疫系统，使我们更容易患病，恢复身体损伤需要的时间也更长。因此我们的应激系统虽然非常适合对预料之外的紧急危险做出反应，但当生活中出现长期压力时，它反倒对我们不利了。

祸不单行，长期压力对大脑也会产生消极的影响。很久以前神经科学家就开始研究长期压力对大脑的消极影响了，而且相关研究成果也颇为丰富，尤其是较高的皮质醇水平对大脑功能的影响，研究结果不太乐观。受长期压力影响的三个重要脑区分别是海马、前额叶皮层和杏仁核，它们是记忆、执行功能和管理情绪的中枢。听起来是不是很严重？确实如此。

压力尤其容易伤害到海马，因为海马细胞天生具有大量的皮质醇受体。受体就像是进入细胞的专门入口，它使得特定的激素或神经递质能够以各种方式调节细胞的内部运作。由于存在这些皮质醇受体，海马细胞对身体内皮质醇水平的改变非常敏感。短时间暴露在皮质醇中，海马细胞的功能会得到改善，记忆会变得更好（正如我在本章开篇所举的突击测验的例子）。但是研究明确地显示，长期暴露在高水平的皮质醇中会导致海马脑细胞受损，因为脑细胞中的蛋白质和其他代谢机制因此受到了破坏，从而加速了其老化过程。如果你人为地提高啮齿类动物海马中的皮质醇水平，就会损害其生理反应系统，导致海马神经元中树突（输入结构）的减少。如果皮质醇水平长期偏高，激素实际上会开始杀死海马中的神经元，海马就会缩小。

因此长期压力会显著损害大脑的长时记忆功能，我们对承受长期压力者的观察发现与这个结论是一致的。例如，创伤后应激障碍和抑郁症便与长期压力有关，其患者的海马明显缩小，学习和记忆功能受到损害，这也说明了长期暴露在皮质醇中会导致脑细胞死亡。

很多以啮齿类动物为研究对象的实验显示，长期压力还会减少海马中正常的神经发生。当这种情况发生时，海马中新的脑细胞形成速度会因长期压力而减缓。长期这样的话，就再也不会生成新的脑细胞了！压力还会减少生长激素即脑源性神经营养因子的合成。脑源性神经营养因子对海马中新细胞的生长与成熟至关重要，因此它的减少意味着好不容易新生成的脑细胞存活率也会降低。

尽管大脑中皮质醇受体最多的地方是海马，但前额叶皮层对人体短暂的压力爆发也非常敏感。正如我在前面提到的，前额叶皮层位于前额后方，对一些最高级的认知能力来说是必不可少的，这些能力包括我们用于把信息保存在头脑中的工作记忆、决策、计划和灵活的思维等。对动物的研究显示，即使是相对轻微的压力也能影响其前额叶皮层在处理工作记忆任务时的表现。生理研究发现，压力不仅会损害前额叶皮层的功能及其生理反应，还会很快开始破坏这些脑细胞的树突。

受长期压力影响的第三个关键脑区是杏仁核，它是管理情绪的重要脑区，尤其对学习厌恶刺激非常重要。与受到压力破坏的海马和前额叶皮层不同，创伤后应激障碍患者所承受的压力会让其杏仁核过度运转。科学家观察发现，创伤后应激障碍患者的杏仁核活性有所增加，而其前额叶皮层的功能则被抑制了，尤其是前额叶皮层中对杏仁核实施抑制性控制的区域最甚。在创伤后应激障碍患者的大脑中，这个区域不够活跃。这意味着什么呢？创伤后应激障碍会使人更易激动或更易做出反应，它损害了患者大脑的执行功能，包括工作记忆和控制情绪的能力。

4 种主要压力源

像其他人一样，我在一生中经历过各种各样的压力。一开始只是小儿科式的压力，对我来说就是，每年暑假将尽时所感受到的压力。我的妈妈不得不对付一个哭哭啼啼的孩子，她知道我喜欢学校，只是不能接受暑假这么美好的时光将要溜走的现实。更大的压力来自美国学术能力评估测验（SAT）、大学期末考试和申请研究生院。然而直到写博士论文的最后 6 个月以及随后的论文答辩时，我才第一次真正感受到了空前严重的压力。写论文很费力也很辛苦，而且到了最关键的时刻。经过 5 年多的数据收集，在那个时刻我不得不综合所有数据，看自己能否发表一些有见地、有深度、前后一致的观点。论文的写作本不应该这么困难的，因为我了解所有的研究结果，但我希望自己表现得更卓越些，也正是这个压力使得完成这项任务格外困难，我担心自己的论点不会像我希望的那样撼动神经科学界。

更糟糕的是，我养成了吃快餐的习惯。具体来说就是，我超级喜欢吃炸薯条和汉堡，而且抽不出时间去锻炼。我的"压力蛋糕"上的"糖霜"是所有这些自我施加的压力所导致的失眠。为了尽可能多地完成工作，我每天晚上都会熬夜，最后躺下时我精疲力尽，但从来不会有一夜酣眠的状态，因为当我躺下将头放在枕头上时，脑子里就会蹦出这个想法：我今天写得够多吗？这个问题立即会引出下面的问题，即我所写的那章足够好吗？接下来的问题便是，明天我能完成得足够多吗？

当然，你在写毕业论文时不必承受这样的压力。我们都有过以下某种经历：失业、离婚、担心健康、为自己的经济状况操心。这些充满压力的经历不仅扰乱了我们的日常生活，也妨碍了我们的复原能力。

你可以看得出来所有这些例子都是关于心理压力的。心理压力最糟糕的方面之一在于，它代表的是对可能发生的事情的担忧，因此任何事情都可能成为心理压力的来源。它没有尽头，会变成一种恶性循环，就像在完成博士论文的最后半年中我的情况那样。

造成心理压力的情境通常有 4 种特点。第一种是，心理压力会发生在我们觉得无法控制的情境中。没错！拿我来说，博士论文评估小组决定着我的命运，我无法控制他们对我的评价。造成心理压力的第二种情境是，几乎没有或完全没有预见性的信息。也就是说，我们面对着一个重要的未知事物。又一次应验了！我的论文主题得到了认可，但在写作的过程中很多时候我得不到关于写作方向的反馈，不知道自己是否走对了路，这让我对自己的论文充满了担忧和疑虑。

第三种是，当我们没有排解压力的方法时，心理压力会愈演愈烈。你可能还记得我只有一种社交生活，我以努力工作为名，有效地剥夺了自己排解情绪的途径，比如业余爱好，比如演奏音乐。我不留给自己锻炼、好好吃饭、好好睡觉的时间，我绝不可能在毫无价值的事情上花费时间，比如休闲娱乐、看电影或与朋友吃饭。

造成心理压力的第四种情境是，感觉到情况正在变得更糟糕。即使我知道黑夜的尽头就是黎明，比如我最终会上交我的论文，但我依然不敢相信事情终究会完成。我深陷在压力模式中，感觉不可能进行自我反思，比如："温蒂，一切都会没事的。你在这个领域已经工作多年，你非常了解自己的能力。"哪怕它会让我放心。是的，当时我并没有进行过这种积极的自我对话。

即使你没有写过论文，但我相信你也能把这个故事与自己联系起来，比如在一段时期中你感到被压力包围着，或许是等着房子出售，或者是为搬家做准备，或者是为你自己或为孩子申请学校。好消息是，我们可以让大脑来帮我们管理这些压力源。事实上许多管理压力的策略都在试图逆转或削减造成心理压力的上述 4 种情境。例如，在你觉得无法掌控的情境中，尽量找出能够掌控的方面，从而提升个人能力感。如果你觉得缺乏预见性信息，试着提出更多问题以获得所需的信息。你是否想知道自己的工作进展，或者你是否认为老板或同事在说你的坏话？设法获得一些反馈，这样你便可以进行现实核查。哪怕控制情境中很小的一部分也能给你带来奇迹般的解脱，或者至少可以减轻你的心理压力。

压力管理的另一种主要策略是增加排解压力的途径。去求助朋友，让他们帮你缓解压力，或者交一些能帮你缓解压力的新朋友。找到自己喜欢的业余爱好，它们能把你带到自己的快乐之所，可以是烹饪、品尝美食、在大自然中散步或与宠物玩耍，无论什么方式，只要能够减轻你的压力就行。当你发现很多压力管理项目强调经常锻炼和冥想时，应该不会感到吃惊，因为很多研究显示，经常锻炼和冥想能够帮人减缓压力、改善情绪、提升幸福感（这些你将在第 10 章中看到）。

关键在于要定期锻炼和冥想。为了让管理压力的策略发挥作用，你必须让它们像你与之抗争的心理压力一样成为日常生活的一部分。关键在于找到你喜欢的事情，或者是你可以逐渐喜欢起来的事情，把它们作为你的压力管理方法，这样你就能减轻生活中的压力，增加幸福感。

Stories
大脑的故事

压力的来源：人际关系

生活中最常见的压力源之一，也即我们最容易受到伤害的压力类型，或许是难处理的人际关系。父母或兄弟姐妹在你周围时，你会不会感到焦虑？在假期里这种情况是不是变得更加严重？在工作中相处的同事又怎么样？

我曾经和实验室里的一个学生关系很紧张，在解决这个问题之前，我甚至没有意识到这给我的生活造成了多大的压力，而且这一过程持续了很长时间。当这个学生刚加入实验室的时候，一开始我们对彼此的期望值都比较高，关系经过了一段蜜月期，但接下来我们性格上的矛盾开始显现出来：他既狂热又懒散，而我是彻头彻尾的 A 型人格，争强好胜且不知疲倦。希望和预想逐渐破灭，但我拒绝承认这段关系有多么糟糕。他很聪明，但在我看来他不务实。我让他在我要求的时间范围内完成实验，但他似乎喜欢按照他自己的方式和节奏做事。我发现他任性而傲慢，且通常毫无研究成果，我确信他认为我要求太苛刻，太盛气凌人了。情况变得非常糟糕，以至于在不是必须见他的时候，我会尽量躲着他。我认为我在用高明的躲避或否认策略来减轻压力，但其实我让事情变得更糟了。

144

最后，当我试图再次通过"与门卫谈话"（见前文第5章）策略修补破裂了的关系时，我才意识到日常互动给我造成了多大的压力。我记得这次谈话比我和门卫的谈话更令我紧张，因为我最不愿意发生的事情就是，让这段工作关系变得更糟。我相信进行这场对话是我在履行作为实验室负责人的责任，我有责任界定我所希望的工作关系。但我和那个学生的关系肯定不属于我所希望的那种工作关系。我知道我必须改变它。

我把他叫到我的办公室，让他坐下，对他说："事实上我们的关系已经有一段时间不太好了。"令人吃惊的是，公开承认这一点让我一下子解脱了。

我继续说道："但是我希望有所改变。我的目标是让接下来的时间成为你最好、最富有研究成果的日子（余下的资金还够他在实验室里工作大约18个月）。那是我的目标，但我需要你告诉我，为了实现这个改变，我可以怎么帮助你。你能告诉我，为了让你在实验室更有成效，你希望我在做事方式上做出什么改变吗？"

就像我的门卫一样，他很震惊。我记得他的嘴半天没合上。不过值得称赞的是，他努力恢复镇定并说道："嗯，有一个问题是，我觉得自己在实验室做的工作没有得到足够的认可。"我想了想，同意他的说法。他的优点之一是，非常喜欢帮助他人，这是他不能按时完成我交给他的任务的部分原因。对于他为实验室提供的服务，我没有说任何感谢或称赞的话，而是一直对他表示不满，因为他没有完成自己的工作。我说他的意见绝对正确，从现在起我一定会感谢他做出的贡献，而且我真的那样做了。在那次谈话后我们的关系发生了很大改变。甚至不用我发话，他就可以按时完成工作了，而且在项目上取得了重要进步。这就像另一个小小的奇迹！

令人吃惊的是，不仅我和这个学生的关系改善了，而且整个实验室的 8 个人似乎都大大松了口气。我意识到我们之间恶劣的关系不仅让我俩承受着压力，而且不可否认地影响了整个实验室。那次谈话之后，我们之间的气氛不再紧张，我的日常压力也减轻了很多。虽然我知道存在压力，却不知道它竟如此无孔不入。那次谈话之后，实验室里的氛围似乎有了改善，人们变得更阳光、有了更多欢笑。是的，当你不知道压力对你和周围的人有多深的影响时，它的破坏性最大。

Tips 大脑课堂

复原力

大量研究证实，长期压力与比较严重的情绪障碍、焦虑症、成瘾障碍有关。那么那些在可怕条件下生存下来而且基本未受伤害的关于人类复原力的闪光事例又是怎么回事呢？比如，前奥运会选手路易斯·赞佩里尼（Louis Zamperini）曾是一名战俘，以及同样作为战俘遭受长期囚禁的约翰·麦凯恩（John McCain）的事例。以动物为被试进行的研究揭示了具有复原力的个体的应对策略及生物反应，似乎是这些策略和反应保护了他们免受压力的可怕影响。这些反应包括：

◆ 童年或青春期时承受过不可预知的长期压力，有助于个体缓解在以后生活中遇到的压力。这种现象被称为"压力免疫"，研究者认为人体承受压力以形成抗压机制存在一个关键期。因此在年龄比较小的时候承受适度的压力是在成年后形成强大复原力的关键。

◆ 一些对动物的研究发现，压力免疫会增大前额叶皮层特定部位的体积，比如对调节情绪和决策非常重要的腹内侧前额叶皮层。研究还显示，承受过度压力的人和啮齿类动物会出现腹内侧前额叶皮层缩小的迹象。

◆ 针对动物的研究发现了一些特定的基因，当具有复原力的个体在应对压力时，这些基因会被激活。抗抑郁剂激活的也正是这些基因。由此，我们便可能找到各种各样激活复原力基因的方法，更好地帮助人们对抗压力。

这是一个令人激动的复原力神经生物学时代，针对动物的研究正在为人类治疗和预防压力的破坏性影响指引新方向。

为什么锻炼能够对抗压力

我之前说过压力会损害海马和前额叶皮层，压力会破坏树突、减少神经发生，最终杀死海马中的脑细胞，从而使海马的体积缩小。鉴于我们都知道的，从解剖学、生理学和海马的功能上看，锻炼具有改善作用，而且人类行为学的证据显示，锻炼能提高依赖于前额叶皮层的注意功能，因此，我们对大鼠的研究发现应该不会让你太吃惊。这个发现证明，锻炼不仅能保护海马在未来免受压力的伤害，而且有助于逆转长期压力已经造成的损害。

实施这些研究的方法通常是，让啮齿类动物暴露在压力中或者让它们在跑轮上锻炼，也可以同时让它们接受这两种方式，然后评估它们在会引发压力 / 焦虑的任务中的反应。我称之为"大鼠压力测试"。一些研究显示，相对于不玩跑轮的大鼠，那些玩跑轮 3 到 4 周的大鼠在压力测试中的整体焦虑程度较低。换句话说就是，锻炼似乎对大鼠有保护作用，使它们可免受充满压力的情境伤害。其他研究显示，自愿锻炼可使大鼠在充满压力的情境中更加冷静沉着，而没有锻炼的大鼠会表现出紧张 / 焦虑的行为（对于大鼠来说，僵住不动是非常典型的紧张 / 焦虑行为）。

但是大多数人并不会坐等压力降临到自己头上。目前我们正处在各种各样充满压力的情境之中，我们真正想知道的是，我们是否能够逆转持续不断的压力所带来的消极影响。针对这个问题，我们对幼鼠在与母鼠分离时所感受到的严重压力进行了研究。当发生这种情况时，幼鼠表现出了与压力有关的反应：其记忆明显受损、海马的神经发生有所减少、海马中的脑细胞死亡增多。但是若让幼鼠自愿进行锻炼，尽管它们已经开始表现出了压力行为，但你会看到其记忆损伤消失了，抑郁行为有所减少，海马的神经发生得到了恢复。

这里的关键问题是，为什么恰恰是锻炼能够减轻压力造成的破坏性影响呢？存在一个可能的答案与重度抑郁症的成年神经发生理论有关，这则理论赢得了研究者们的支持。根据这一理论，神经发生率降低是造成重度抑郁症患者产生抑郁情绪的重要因素。重度抑郁症患者和创伤后应激障碍患者的海马比正常人的小，这一发现符合这一理论。而且另一项令人吃惊的发现也支持了这一理论，这个发现也是最常见的抗抑郁剂刚开始不受赏识的效果之一，即它们能够刺激海马的神经发生。

不仅如此，如果你降低抗抑郁剂刺激神经发生的能力，那么药物将无法改善患者情绪。这意味着，抗抑郁剂刺激神经发生的能力是药物发挥作用的关键。这也证明了海马神经发生在调节情绪方面的重要性。对于锻炼可改善情绪的能力，这一发现为我们提供了另一种视角。锻炼不仅可通过提高多巴胺、5-羟色胺、去甲肾上腺素和内啡肽的水平来改善情绪，而且还通过刺激成年个体的神经发生来达到这种效果。顺便说一句，现在我们知道之前 5- 羟色胺不被重视的功能之一就是，刺激海马中的神经发生。

重度抑郁症的成年神经发生理论有助于我们建立一些关键联系。其中一个关键联系是，海马不仅像对病人 H.M. 的研究发现的那样，是陈述性学习和记忆的重要脑区，而且它在情绪方面也发挥着重要作用，它对压力非常敏感。因此在啮齿类动物实验中有令人信服的证据显示锻炼能够改善记忆功能、减轻压力，这也说得通了。在人类研究中，尽管锻炼能改善陈述性记忆功能方面的证据还很薄弱，但有力的证据显示，锻炼能够减轻抑郁症的症状。这意味着锻炼可以一举两得：通过一种活动（锻炼），你既可以减轻压力，又可以改善认知。而且这两种功能似乎是通过相同的机制实现的：成年海马神经发生。

这些知识改变了我对锻炼的态度。一开始，为了获得健康和幸福，我需要锻炼，它是我在心情和时间允许的情况下应该做的事情。现在我把它看成无价的人生工具，其重要性等同于我的智能手机和平板电脑。像我的智能手机一样，我利用锻炼让自己变得更聪明，更专注于需要专注的事情，减少生活中的压力。正如我在前文中描述的，我们依然不完全清楚锻炼如何改善了情绪、注意力或记忆力，但你可以相信，我现在知道锻炼如何让我获益良多。

如果我感到压力太大，便会通过锻炼来休息一下；如果我要做一个重要的演讲或展示，我会确保自己感觉良好，充分休息并锻炼。如果没时间进行常规的锻炼，我会利用"4 分钟快速健脑"中的知识或自己最喜欢的短时间锻炼方式，例如《纽约时报》中的 7 分钟锻炼专栏。现在我把锻炼看成了改善生活的工具，我对它的神经生物学机制了解得越多，获得的解决方法就越精细。

聚焦当下，对压力做减法

回顾我目前应对压力的方法的发展过程，我不得不说它始于锻炼本身。当我还是助理教授，拼命争取终身教职的时候，正是锻炼第一次让我摆脱了疯狂的工作状态，很久以来第一次感觉到自己的身体。它帮助我重新建立起大脑－身体的连接。在任何健身课上，你很难一边锻炼一边想着其他事情，它自动地迫使自己聚焦于此时此刻。现在我知道健身课不仅可让我保持体形，而且在我回到工作状态、开始担心论文的最后期限或上一封电子邮件写得是否恰当之前，让我关注当下。难怪锻炼给我的感觉那么好，只有当你聚焦于当下时，你才能真正开始欣赏生活中正在发生的点点滴滴。我的生活中太缺乏这种体验了，一开始那些健身课，包括结束时的短时间冥想可以让我定期感受到当下的意识。我还利用冥想帮助我聚焦于当下。

我在生活中应对压力情境的关键是什么？回想起来，我相信当时我正在渐渐地了解自己，知道我会把什么视作压力（因为压力是非常主观的），并学会如何应对它。在逐渐恢复生活平衡的过程中，我获得的一部分认识是，我将不再容忍死气沉沉、长期充满压力的关系。我开始主动寻求减轻压力，获得更多快乐，并采取行动把意愿变成现实。我和门卫的关系，以及与不合适的男友的关系，甚至和父母不太亲密的关系以前都曾是我的压力源，我要努力修复它们，各个击破。

在我应对压力的策略中也包含身体的部分。我越来越清楚地知道在应对压力时，我的身体发生了什么变化。了解压力的生理与神经科学原理有助于我改变与压力的关系，以及应对压力的方法。回想最初的日子，我总忧心忡忡于自己做得是否足够好、足够重要，是否能获得终身教职和同行们的尊敬，为此我承受着巨大的压力。事实上，我相信我的压力水平、担忧程度与我工作的价值成正比。

最重要的人做最重要的工作，承受着最大程度的压力和忧虑，不是吗？当然是，我希望做非常有价值的工作，因此我紧张每一个细节，务必保证一切都符合我的计划。换句话说，我将自己的压力和忧虑水平与自己的重要程度挂钩了。除非我承受着连续不断的巨大压力和烦恼，否则我所做的事情就是没有价值或不重要的。这种想法的核心是我的信念，在前文我曾陈述过这个信念，那就是，发表的下一篇论文或取得的下一笔研究经费代表了我的价值。我发表了很多篇论文，取得了数百万美元的研究经费，但压力和担忧从来都没有停止过，因为我总在为下一篇论文、下一笔经费而奋斗。除此之外，我用论文、研究经费和获得的邀请来衡量并定义我作为一名科学家和一个人的价值。

定期锻炼让我认识到活在当下的强大力量。活在当下就是，不把注意力放在忧虑和烦恼上，而是聚焦于当下正在做的事和当下的感受。我开始逐渐意识到自己总是在担心未来，烦恼过去，尤其是让外力来界定我的价值。我必须改变这一切。我意识到自己正让生活悄悄溜走，却没有真正地去感受它进而欣赏它，因为我从来没有活在当下。

我是如何做出改变的？我开始逐渐将关注点从成功与重要性的外部标准上，比如有多少演讲邀请、有多少写书的邀请，转向我自己的标准，即什么能让我快乐，也包括转向更关注自我。这听起来可能有些奇怪，难道我争取终身教职和发表论文不是为了我自己吗？难道我的科学声誉不是靠发表每一篇论文和获得每一笔研究经费来提升的吗？是的，我确实热爱科学，始终如此，但我忘记了欣赏科学研究中的乐趣，只是在取得科学成就的道路上一个一个地打着钩。我开始忽视日常工作中的乐趣，封锁了许多其他能带给我乐趣的途径，比如社交网络、艺术、音乐和欢声笑语。

我的自我意识开始变得更加深入到内在，我变得更加自爱，并改变了之前应对压力的方法。这使我渴望重新审视自我价值，给予了我消除生活中所有不必要压力的动机。我希望自己能清楚地认识到，这不是一场竭尽全力减少压力的运动，而是一心一意追求的目标，旨在给我的生活带来更多快乐、爱和幸福。我被压力淹没了，正在用自己承受多大的压力来界定我的成功与重要性。宣布抛却这些压力，转而去追求更多快乐，这对我来说是多么大的改变啊！

这不是一夜之间发生的，我是在与持续了 40 年的想法和信念做斗争，它们使我始终承受着压力。我在缓慢而坚定地改变着我对待自己的态度，开始抛弃旧的压力源。这并不意味着我突然之间放下了所有的目标，不在乎最后期限了，相反，我开始变得更有成效、更精力充沛，因为我更加清晰地将注意力集中在能让我快乐的目标上。例如，这种改变使得我拒绝别人更容易了，无论对方的要求多么合理，只要不符合自己的人生目标，我就会说"不"。说"不"而不感到内疚的能力消除了我生活中的大量压力。

当不得不当众发表意见时，我总会感到很有压力，当然，我指的不是讲课或进行有准备的公开演讲时，而是在市政厅或会议上向别人陈述我的见解时。虽然在这类场合中我通常能成功地表达自己的观点，但总会担心如果我的言辞激烈，别人会怎么评论我。相对于发言的重要性，这些担心给我带来了相当巨大的压力。现在，身处这类情境中时我的身体仍会分泌出一些肾上腺素，但我已经不再有严重的担忧情绪，因为我清楚自己想要什么，以及为什么想要。我不再那么担心其他人会如何评价我的观点，而是更在意如何清晰、准确地表达出我的真实想法。

当我想尽可能多地摆脱生活中的压力时，我发现自己所承受的许多不必要的压力在逐渐减少。我在前文中讲述了那些难以启齿、令人尴尬的对话，它们在本质上改变了我和父母、门卫、学生的关系。这三次对话改变了我的整个世界，在我原来的世界里总有压力源源不断地渗漏出来，就像洪水过后家里很难消除的霉味。在改变后的世界里，我真正放松了，我的副交感神经系统开始发挥作用。我之所以能鼓起勇气进行那些对话，是因为我与真实的自我更加协调一致了。其实进行这些对话的关键在于，不怀着愤怒、骄傲或自大的情绪说出内心的真实想法。在问父母我能否对他们说"我爱你"时，我的自负感曾跳出来捣乱。为什么应该由我来问他们？他们也是成年人，不是吗？但我是那个首先意识到需要对他们说"我爱你"的人，因此应由我来提出请求。

那场和我学生的对话与之类似，显然我、他及实验室里的每个人都知道我们俩的关系存在问题。在接下来的若干个月里我本可以忽略这个问题，把所有责任都推卸到他的身上。事实上我认识到，在人生的早期阶段我就是这样做的。但是我希望实验室里的每个人都觉得自己是团队的一部分，受到尊重，包括我自己。我希望所有学生都认为自己得到了支持，进而能够把工作做好，我不能让自己的气恼或自负挡住团队前进的道路，所以我告诉他，我希望能支持他，并询问他的意见。我不得不承认我们之间的关系存在问题，作为实验室的负责人，我有责任去解决问题。这是一个巨大的心理障碍，因为这就好像是在承认自己的弱点，但其实这只是在承认事实。

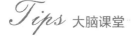 大脑课堂

避免压力的伤害

◆ 可以用来对抗压力的三个生物系统分别是：躯体神经系统、自主神经系统（包括负责战斗或逃跑的交感神经系统和负责休息和消化的副交感神经系统），以及神经内分泌系统。

◆ 长期的巨大压力对身体和大脑都有害。

◆ 应激系统的肮脏小秘密是：现代生活中的心理压力（比如高税收、低工资）会像危胁生命的危险那样激活应激系统，使之做出如临大敌的反应。

◆ 长期持续的压力，包括长期的心理压力对心血管功能、消化功能和生殖功能具有长期的危害。

◆ 长期压力还会影响很多脑区，包括海马、前额叶皮层和杏仁核。

◆ 适度的压力有助于我们对压力免疫，增强我们的复原力。

◆ 根据重度抑郁症的成年神经发生理论，锻炼能够促进成年人海马的神经发生，有助于成年人对抗压力和抑郁。

◆ 导致心理压力的 4 个主要因素是：(1) 感到无法控制某个情境；(2) 感到对可能发生的事情缺少预见性信息；(3) 不能通过社交、休闲、爱好等途径排解压力；(4) 感到情况只会变得越来越糟糕。

◆ 通过彻底改变这 4 个因素，你可以逐一减少在每种情境中的心理压力。

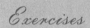
Exercises
―――― **4 分钟快速健脑** ――――

减轻心理压力

这些建议有助于你在充满压力的情境中重新调整自己：

◎ 向你所信任的朋友寻求建议，听听他们关于如何应对当下充满压力的情境的建议。

◎ 出去和朋友们喝一杯，整晚都不要想那些让你感到很有压力的事情。

◎ 向与该情况有关的人直接询问，看看他们会如何解决这种问题。记住，你们的谈话一定要开诚布公。

◎ 培养乐观的态度：虽然现在你没有想出解决这种问题的方法，但将来一定会有办法的。

◎ 向值得信赖的上级、民政专员、心理治疗师或生活教练寻求解决重大问题的方法。

◎ 不要试图完全靠自己来解决问题。

第8章

感受慷慨与爱

锻炼让人更快乐

像往常每个工作日一样，我站在站台上，等着乘坐地铁去上班，但那天我的心情格外不好。为什么站台上那么多人呢？那个女人占了我想坐的座位，甚至连头都不抬一下。当这一切发生时，我心中充满了愤恨。

等一等，我为什么这么不高兴？我是饿了吗？不是。我是没睡够觉吗？也不是。我意识到自己之所以心情这么不好是因为我一直在出差，自从上次锻炼以来我已经5天没有锻炼了。就是这个原因，我在渴望定期的锻炼。

自从迷上锻炼后，当我不能定期锻炼时，我的身体和大脑就会提出抗议。我知道锻炼能够通过增加大脑中的多巴胺、5-羟色胺和内啡肽来改善人的情绪。我期待每次锻炼后随之而来的好心情，以及充沛的精力、能量和积极性。缺点是，如果没有锻炼充分（平均每周4~6个小时的运动），我就会觉得烦闷急躁，就好像有什么说不清的事情在烦我似的。我的感觉就像锻炼的戒断症状，这种反应通常被称为健康的成瘾，即渴望那些对你的身心健康有益的事情。尽管你需要履行其他责任，但总想抽出时间来做这些事。这些活动深受你的重视和珍爱，如果某事妨碍了你从事它们，你就会日思夜想。是的，我具有健康的

"锻炼成瘾",对按摩也成瘾。

生活中除了锻炼和按摩,还有很多事情能带给我快乐,它们包括美食,新鲜的冰镇西瓜汁,百老汇的演出门票,漂流,边吃爆米花喝热巧克力边看《音乐之声》,实验室取得了令人吃惊的新发现,小狗以及巴赫的无伴奏大提琴组曲等。

你的愉悦清单上都有什么呢?事实证明,我清单上的每一项都具有一个共同特点:每个项目都能激活我大脑中的奖赏回路。人类大脑中的奖赏中枢是一个经过长期进化的古老系统,它的形成可以追溯到20亿年前。奖赏中枢对我们的生存至关重要,进化形成了这个系统,这样便有利于我们在那些关乎生存和繁衍的基本需求中找到乐趣,比如食物、水和性就位于愉悦清单的核心位置。在蠕虫和苍蝇的脑中我们可以看到最原始的奖赏系统,而这些则被称为基本愉悦或核心愉悦。但是作为身处消费时代的文明人,能带给我们快乐的事物当然远比食物、水和性多得多。这种更多样化的乐趣清单被称为"高层次愉悦"。和我们喜欢的人在一起,去那些让我们感到放松、可恢复活力的地方,以及所有我们投入时间、金钱和努力去做的事情都会带给我们快乐。

一般来说,我们会在这些清单上发现自己最重视的事情。我们必须明白,所有重要的人生决定,无论是那些给我们带来快乐的决定,还是不快乐的决定,都会受到大脑奖赏系统的强烈影响。虽然有人会说,快乐和幸福应该是大脑研究的首选对象,但事实上,神经科学家最近才开始认真地研究与快乐和幸福有关的神经生物学。幸运的是,或者也可以说不幸的是,目前我们在幸福科学方面的细微认识像其他许多神经科学研究一样,来自大脑相应系统受损时的研究。换言之,我们对大脑奖赏系统的了解主要来自对成瘾的研究。在本章中我会描述一些研究成果,包括大脑会如何加工基本愉悦刺激和高层次愉悦刺激的奖赏信息，通过成瘾研究我们对大脑奖赏系统有了哪些更多的了解，还包括锻炼是如何起到帮助作用的。

大脑奖赏系统知识入门

在开始探讨与奖赏有关的神经生物学之前，很重要的一点是该如何定义"奖赏"。奖赏并不是单一的过程，而是由三个不同部分组成的网络：第一个部分是我们最常与奖赏联系起来的部分，即愉悦；第二部分是希求，即获得奖赏的动机；第三部分是学习，包括对过去奖赏的联系、表征和预测，期盼未来的奖赏。奖赏的学习部分由两个我们已知的脑区来执行：海马和杏仁核。正如我们在第 2 章中了解到的，海马是创造新联系的重要脑区，而杏仁核能够储存带有强烈情绪的记忆，包括与非常快乐的经历有关的记忆。这段介绍让我们粗略地了解到，当海马和杏仁核参与许多不同类型的大脑计算时，它们的功能多么复杂，多么互相依赖、互相联系。

那么与愉悦和希求相关的脑区是什么？最早的研究可以追溯到 20 世纪 60 年代，麦吉尔大学的詹姆斯·奥尔兹（James Olds）和彼得·米尔纳（Peter Milner）发现，大脑中存在奖赏中枢。这项研究最初的目的是，寻找当大鼠受到刺激时，它大脑中哪个脑区会抑制其对刺激做出反应。但是当他们刺激大鼠的不同脑区时，却发现了相反的情况：当受到刺激时，这些脑区会使大鼠不断对刺激做出反应。他们发现，如果允许大鼠自己刺激被植入特定脑区中的电极（这被称为"自我刺激实验"），大鼠会着魔似的对电极进行数千次的刺激，放弃吃食，只是不停地进行自我刺激。正是这些实验最早发现了对奖赏和愉悦具有重要作用的脑区。基本的奖赏回路包括一个重要的脑区，它可以感知奖赏刺激并对刺激做出反应，被称为"腹侧被盖区"（见图 8-1）。腹侧被盖区位于大脑中间，其中包含的神经元能够制造出对奖赏或愉悦体验最重要的神经递质：多巴胺。腹侧被盖区中产生多巴胺的神经元会投射到奖赏回路中的两个重要区域：伏隔核与部分前额叶皮层。

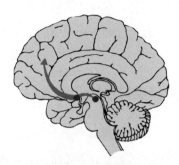

图 8-1　大脑奖赏回路位置示意图

虽然人们将奥尔兹和米尔纳的早期研究解释为找到了大脑中的奖赏中枢，但后来的研究也曾质疑这些脑区是不是真的愉悦或希求功能分区。腹侧被盖区释放的多巴胺被认为与愉悦和希求这两种功能有关。但这个领域的最新研究在开发任务和方法以区分愉悦和希求上取得了进展，它们提出，这两种状态似乎使用的是同一奖赏回路中的不同部分。

你怎么能知道某个脑区与快乐有关？首先，你必须界定什么刺激是令人愉快的。对于人类来说，这很简单，你只需要问他们就行。而对于动物来说，科学家从达尔文的书中找到了方法。达尔文曾对动物的面部表情做过一个著名的研究，他发现，所有动物在对环境做出反应时都会产生特定的面部表情。现在我们知道，很多表情具有跨物种的相似性，包括吃到美味食物时的面部反应，也被称为"美味脸"。如果你看到婴儿吃他喜欢的食物，就会马上明白我说的"美味脸"是什么意思。你可以在啮齿类动物脸上识别出相同的表情，然后了解对特定奖赏中枢的刺激是否提升了其对食物的愉悦感（尤其是对甜食），使食物显得比平时更好吃。

研究发现，刺激两个关键脑区能够提升大鼠对甜食的喜爱。其中一个脑区是伏隔核的特定部分，另一个脑区位于腹侧苍白球中，腹侧苍白球是前脑深处的一个结构。与快乐有关的脑区不止这些。对人类进行的功能性磁共振成像研究发现，在感到快乐时，人类大脑皮层中很多部分会被激活，其中包括一部分前额叶皮层，即眶额皮层，还包括前额叶皮层的中央部分和位于额叶与颞叶之间的脑岛。其他功能性磁共振成像研究显示，每当被试说感觉到了巧克力带来的愉悦感时，眶额皮层中的一部分就会被激活。不过当享用了很多巧克力后，这个区域就不再活跃，这时被试会说他们不再觉得吃巧克力很享受。

一个尚未解决的重要问题是，这些脑区是否只参与了对快乐的编码，还是也可引发愉悦感？我们目前依然没有定论。可以确定的是，这些脑区参与了对快乐的编码，不过我们还在研究大脑是如何产生愉悦感的。

虽然目前对愉悦的研究相对不足，这多少有些令人难过，但硬币的另一面，包括奖励与希求则以成瘾的形式得到了非常充分的研究。事实上，通过研究成瘾我们已经了解了大脑奖赏系统的大部分工作原理。

Tips 大脑课堂

涉及愉悦的奖赏系统

◆ 奖赏包括愉悦、希求（动机），以及基于过去的经验期盼未来的奖赏。

◆ 奥尔兹和米尔纳的早期研究找到了大鼠会着魔似的连续自我刺激数小时的特定脑区。这是我们对奖赏系统的最初认识。

◆ 完整的奖赏回路是一套复杂的大脑结构，其中包括腹侧被盖区、伏隔核、腹侧苍白球、眶额皮层、前额叶的一些部分、扣带回和脑岛。

◆ 大脑中与愉悦有关的重要子区域包括伏隔核的特定区域、腹侧苍白球、眶额皮层、扣带回和脑岛。

◆ 尚未解决的重要问题是，这些脑区中的哪个区域或它们的哪些相互作用引发了愉悦感。

人为什么会成瘾

美国成瘾医学会（ASAM）对成瘾的定义是这样的：

> 成瘾是大脑奖励、动机、记忆及相关回路产生的一种慢性疾病，是这些大脑回路的功能紊乱导致的典型的生物、心理、社会和精神表现。具体表现为个体病态地追求通过药物使用或其他行为获得奖励或慰藉。成瘾的特点是，无法持续戒除，行为控制力受损，强烈的欲望，对自我行为及人际关系上的显著问题认知不足，以及不正常的情绪反应。就像其他慢性疾病一样，成瘾往往包含复发和症状缓解的循环过程。如果不进行治疗或康复活动，成瘾会不断发展，最终可能导致伤残或早亡。

我们知道，多巴胺在愉悦和希求功能中发挥着重要作用。药物滥用至少在一开始会让你获得更多的多巴胺，这比自然的奖励刺激，比如性或巧克力所能带给你的多巴胺多得多（估计是 2～10 倍）。这使得一些药物非常令人迷醉、令人无法抗拒。很多人，包括我，都感受过"锻炼成瘾"，以及不能进行定期锻炼时负面的戒断症状。但是由于锻炼引发的多巴胺增加量通常不像药物成瘾那么多，因此这些反应还够不上美国成瘾医学会对成瘾的官方定义。在成瘾的第一阶段，即"获得阶段"，人为造成的多巴胺水平急剧上升，这是走向真正依赖的第一步。

例如，可卡因直接作用于产生多巴胺的脑区伏隔核，以阻挡正常的多巴胺再吸收，导致比通常情况多很多的多巴胺漂浮在大脑中。正是伏隔核中高浓度的多巴胺造成了可卡因能给人带来兴奋与快感的假象。正常的大脑不习惯这么高剂量的多巴胺，因此你会获得不同于以往的任何感觉。这就是可卡因让人上瘾的部分原因。相比之下，海洛因的目标是大脑中的类阿片受体，它存在于整个奖赏回路中，包括腹侧被盖区和伏隔核。记住，受体是进入细胞的入口。腹侧被盖区中类阿片受体的激活会刺激多巴胺的释放。

尼古丁是另一种可激发多巴胺的方法。你在抽烟时，尼古丁进入血液，激活腹侧被盖区中的乙酰胆碱受体，乙酰胆碱受体反过来会刺激多巴胺的释放。在这种情况下，多巴胺让抽烟者每次吞云吐雾时都能感到一阵愉悦。虽然这三种成瘾药物都能带给人快感，但给人的感觉是不一样的，因为它们会作用于大脑回路的不同位置，以不同的方式激活多巴胺系统，在激活过程中多巴胺系统的活跃水平也不相同。正是这些被激活的解剖路径的细微差别，以及激活水平的差异造成了不同的奖励"风味"。最近的研究显示，这些成瘾药物的主要作用是刺激奖赏回路中的希求部分。虽然强烈的愉悦感会在早期阶段获得，但这个系统很快会将注意力转向希求部分。研究者还在努力地确定这个部分。

获得阶段之后的下一个阶段是升级阶段，这时对药物的需求量会增加。发生升级的原因之一是，每次刚使用药物时，你的多巴胺水平会激增，这让你感觉妙极了，就像炎炎夏日咬第一口冰激凌时的感觉，但第五口、第六口、第七口就不会再产生这样的感觉了。再次获得使用药物之初时的感觉的唯一方式是，更多、更频繁地使用药物。一段时间之后你的大脑对多巴胺越来越不敏感了，降低的反应驱使你摄入越来越多的成瘾药物，以重新获得最初时的感觉。

有助于确定成瘾倾向的一个重要因素是人体的基因组成。据估计，个体40%~60%的成瘾风险是遗传性的。你可能以为成瘾的人能够从药物中获得特别强烈的快感，但矛盾的是，其实他们的基因发生了某种改变，使得他们的多巴胺受体比没有发生改变的人更不敏感。对于因遗传而具有成瘾倾向的人来说，一定剂量的多巴胺，比如通过摄入酒精、可卡因、甜食或其他刺激多巴胺分泌的物质所引起的快感便会不及其他人多。比如，因遗传具有成瘾倾向的人需要喝 6 杯酒才能达到其他人喝 2 杯酒便能达到的效果，他们也需要每天抽 4 包烟才能得到满足。

遗传因素还以另一种方式影响着成瘾。事实证明，可卡因等成瘾药物会影响伏隔核中许多不同基因的表达，其中一种表达是被称为 DeltaFosB 的转录因子，我们每个人的大脑中都有。每摄入一点可卡因，伏隔核细胞中的 DeltaFosB 转录因子就会增加，它们将持续存在 6 ~ 8 周，每次摄入可卡因，DeltaFosB 转录因子就会越积越多。有证据显示，DeltaFosB 转录因子的堆积是激活成瘾行为的开关。例如，只提升实验组小白鼠大脑伏隔核中 DeltaFosB 转录因子的水平，且之前不进行药物处理，相对于控制组小白鼠，实验组小白鼠会开始摄取越来越多的药物。研究者认为这是一个分子开关，即使在没有药物的情况下，它也会让成瘾行为持续下去。这就是为什么那些停止滥用药物的人常常会转向其他成瘾行为，他们的神经通路已经被改变了。该转录因子似乎还与大脑的重新布线有关，这是伴随着长期成瘾发生的情况。

由于长期使用可卡因，伏隔核中的树突会变得越来越大。这使得神经元更容易从其他脑区中接收信息，科学家猜测，来自海马和杏仁核的输入信息将变得更有影响力。这意味着，所有与使用药物有关的事件、背景和情绪的记忆对伏隔核的影响会更强烈。这被认为是希求的生物学基础：当使用药物的记忆被增强的回路激活，却没有多巴胺时，人们就会产生强烈的渴望。正是奖赏回路中发生的这些长期神经连接改变使得成瘾者很难康复，而且很容易复发。

虽然绝大多数人不会成为可卡因或海洛因的瘾君子，但很多人会遭遇另一种成瘾，即对糖成瘾。很多人在某个时刻会对糖上瘾。在接受私教卡丽的训练之前我会吃根巧克力棒，那段时期我就感受到了对糖成瘾的感觉（见第 4 章）。就像大多数带给我们快乐的事物一样，糖也会像可卡因和海洛因那样激活奖赏回路，只是程度上有所降低。然而在最近一项令人不安的研究中，研究者让大鼠在浓缩糖水和可卡因之间做选择，大鼠其实会更多地选择浓缩糖水而不是高剂量的可卡因。这说明在某些情况下，糖和甜味比可卡因更有诱惑力。科学家假设，造成这个惊人结果的可能原因是，哺乳动物（包括啮齿类动物和人类）是在低糖环境中进化的，因此我们可能会对高浓度的糖过分敏感。

科学家还假设，若人接触大量甜食，就像现代社会中普遍存在的情况那样，会引起奖赏系统对糖的过分敏感，从而造成与大鼠实验中类似的反应。显然对糖成瘾至少是进食障碍患者的一部分问题。科学家逐渐意识到，对糖成瘾可能会带来严重的后果。我们仍在努力探究糖的成瘾特性，包括它与药物滥用有什么关系以及如何治愈对糖成瘾症。虽然这些问题目前还没有答案，但存在一项非常有前景的研究是：研究锻炼在抑制成瘾行为方面的作用。

锻炼战胜了嗑药

一些药物康复中心坚定地相信，锻炼在治疗成瘾中具有强有力的效果。例如，位于纽约市的成瘾治疗机构"奥德赛之家"（Odyssey House）运作着一项深受重视的项目，那就是训练正在康复的成瘾者跑马拉松。这个项目被称为"为你的人生而跑"，发起人是奥德赛之家的执行副总裁、首席运营官约翰·塔沃拉齐（John Tavolacci），他之前也是药物成瘾者。塔沃拉齐将自己战胜药物成瘾归功于马拉松。"奥德赛之家"的病人开玩笑说，在报名参加"为你的人生而跑"之前，他们只在躲避警察的时候才奔跑。开始时训练成瘾者在中央公园中进行短程但经常性的跑步，慢慢地帮助他们进步。他们逐渐越跑越长，最终目标是跑纽约市马拉松。"奥德赛之家"相信，锻炼有助于治疗成瘾。但是这个观点背后的神经科学基础是什么呢？是锻炼与奖赏回路间的相互作用，也就是被药物成瘾扰乱的奖赏系统。有证据显示，锻炼会干预成瘾的关键阶段，可以作为替代行为。

首先，强有力的证据显示，参与团体运动的青少年或经常锻炼的青少年比不太爱运动的青少年抽烟及使用非法药物的可能性更小。虽然这些发现具有启发性，但它们并不能证明锻炼真的能减少药物使用，它们仅显示了相关关系。不过针对动物的研究却提供了证据，即锻炼降低了成瘾的可能性。在研究中，可以在跑轮和摄入兴奋药甲基苯丙胺之间做出选择的大鼠，比那些没有机会使用跑轮的大鼠会更少使用药物。类似的结果也适用于酒精。这说明锻炼可以作为药物的有效替代物，这非常令人激动。虽然啮齿类动物的锻炼程度或高中生的运动量显然不会产生与药物作用下相同的多巴胺水平，但它似乎产生了足够的快感以抗衡药物的使用效果。虽然我们非常清楚锻炼能降低啮齿类动物使用药物的积极性，但还需要进行更多的人类研究，直接检验锻炼干预对减少药物使用的作用。但是这类研究进展缓慢，因为它们实施起来非常困难，而且成本高昂。

成瘾的另一个重要阶段，可能也是最具挑战性的阶段，即戒断药物的使用。之所以困难巨大是因为，据报告，70% 康复中的成瘾者在治疗后一年内会复发。在这个阶段，迫切的渴望和沮丧、抑郁都会驱使人们再次使用药物。好消息是，人类研究有力地证明了锻炼对戒断症状具有积极的效果，尤其是对吸烟者。锻炼被证明能够降低人对香烟的渴望，可减少戒断症状及负面影响。坏消息是，到目前为止，尼古丁是唯一一种被研究过的药物。

然而锻炼的一些特性暗示着在戒掉各种药物时，它会给人体带来积极的作用。具体来说就是，所有数据显示，锻炼能减少抑郁和压力。压力是导致康复中的成瘾者故态复萌的主要触发因素，正如我们探讨过的，锻炼能够通过各种方式降低压力。压力越小，抑郁便越少。

因此在成瘾的最初阶段、升级阶段以及康复 / 戒断阶段，锻炼显然都很有帮助。所有的神经科学数据都显示，这是因为锻炼像药物一样，会用到很多与之相同的大脑通路，激活大脑中相同的奖赏中枢，而不会形成真正的上瘾。

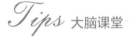 大脑课堂

锻炼对奖赏系统的重要作用

◆ 奖赏系统过度激活会导致药物成瘾，如果继续使用药物，便会导致奖赏回路在基因与解剖结构方面出现长期的改变。

◆ 锻炼像成瘾药物一样会激活相同的奖赏回路，因此它有助于预防使用药物。如果已经开始使用，锻炼则能抑制药物使用量的升级。在某些情况下它能够抑制人体对药物的渴望，降低压力水平，减少复发的可能性。

◆ 锻炼本身也具有成瘾性，在设计替代药物成瘾的锻炼项目时一定要小心。进行监控很重要，一定要尽量避免转化为"锻炼成瘾"。

快乐来自给予

随着社交时间增加、朋友圈扩大，实验室之外的生活对我来说就是为了获得乐趣。我们一起吃饭、喝酒、看电影、看演出。虽然我非常喜欢新的社交生活（我终于开始弥补早年的遁世生活了），但我发现我最大的快乐来自能够回馈这个世界。自从 2009 年夏天以来，我每周都为纽约大学的学生、老师和工作人员免费上锻炼课，而且这个课也免费对纽约大学以外的人开放。一开

始在上"锻炼改造大脑"课程之前，这门课是练习如何教授锻炼课的绝佳方式。不过它逐渐变得非常有趣，于是我一直坚持在做。"锻炼改造大脑"课上的很多学生在学期结束后还会继续来，我因此结识了很多本不可能认识的学生。

一些最令人难忘的经历来自每周锻炼课中我所看到的学生们发生的改变。当我最初教这门课时，经常来上课的只有我实验室的一名博士后，即非常聪明、爱社交的帕斯卡莱。他一点儿也没有为此感到不安。周复一周，他始终站在前排中间的位置，全情投入地跟着上课。有天早上，我们都走进实验室大楼的电梯，帕斯卡莱问他是否能跟我说些事情。

我答："当然可以！"

他说："谢谢你救了我的命！"

我以为他是在开玩笑，或者我的实验室借给了他一些他急需的东西。他解释说，他在开始上我的课时体重比现在多将近 23 公斤。这时我才意识到他现在就像挂着宽大运动衫和裤子的稻草人。然后他给我展示了他的旧照片，前后差别之大令我十分震惊，就好像被一吨砖砸到似的。现在他的脸看起来瘦了很多，更有棱角了，我惊异于自己怎么会没有注意到这些改变。他继续说，当他开始上锻炼课时，他的状态很糟糕，一部分是因为他的学习和工作日程安排中根本没有锻炼时间。他告诉我，正是我的定期课程以及看到有一位教授这么卖力地每周教这门课，才促使他开始锻炼和减肥的。在我的课程之外，他还自己补充了一些锻炼，但他认为是我的课程让他有所进步。

帕斯卡莱不仅体重没有反弹，而且一直坚持以创新的方式锻炼。最近他告诉我，他刚刚在办公室装了一台跑步机，这样他就可以一边走路一边工作了。

他邀请我去他的办公室看一看，他的创新令人印象深刻。他在台式机前装了一部崭新漂亮的跑步机，这样每天在办公桌前工作、阅读和打字时，他就可以不停地走很长时间。几年前我开始站着工作，这有助于减轻坐着打字时不可避免的无精打采状态，不过我从来没有想过装一台跑步机。帕斯卡莱显然启发了我。

每周的锻炼课不是我回馈社会的唯一方式。事实上，我之所以很熟悉"奥德赛之家"的杰出工作，是因为我组织了一群运动教练为"奥德赛之家"纽约哈莱姆分部的客户们提供 6 个月的免费课程。我很乐意认识那里的老客户，看到他们对课程的感激，看到所有教练的积极投入，我的心被温暖了。

当回馈社会给我带来快乐时，我当然一定会审视自己大脑中发生了什么么。一些研究发现可以解释我在回馈社会时所体会到的温暖舒适感涉及哪些脑区。俄勒冈大学的一项研究测量了人们在自愿为慈善活动捐款时的大脑活动。之前的很多研究显示，给被试钱会激活其大脑中的奖赏回路，这是合理的。谁不喜欢得到钱呢？令人吃惊的发现是，当人们自愿为慈善活动捐钱时，同样的奖赏回路也会被激活，就像他们自己得到钱一样。

神经科学证明了给予像获得一样会让人快乐。换句话说，慷慨大方是对自己的奖赏，因此有利于大脑。从非常个人的视角来看，我全心全意地支持这个发现。不过能让人获益的不只是惹人注目的捐款，我还记得自己第一次挺身而出，把我所知道的肝脏结构知识教给其他同学时所感受到的小小的快乐。我以为那是来自教导行为的快乐，但其实快乐来自给予。我认为大多数老师都很伟大，因为他们喜欢做正在做的事情。教育激活了他们的奖赏系统，而教育工作的利他本质似乎正是关键。

Exercises
....
4 分钟快速健脑
....

利他行为让你更快乐

尝试以下的"4 分钟快速健脑"项目，通过利他行为激活你的奖赏系统。

◎为你后面的车辆付通行费。

◎帮助陌生人过马路。

◎对街上不认识的人微笑并问候。

◎友善地对待你不喜欢的人（这一条可以获得加分）。

◎捡起街道上或海滩上的垃圾。

◎在公园的儿童游戏攀爬架上放些零钱，留给孩子们去发现。

◎给别人手写一封感谢信。

◎和他人分享你的知识。

爱情如成瘾

在约会方面，我相信社交生活中令人激动的、新颖的利他活动会为你带来同样令人激动的恋爱奇遇。正如我之前提到过的，我坚信同类人会吸引同类人。我非常热爱目前的生活、我的新状态，以及我建立起来的新友谊。我愿意开始新的浪漫关系并且为之做好了准备，不久之后一个人便走进了我的生活。

他叫迈克尔，是一位朋友介绍我们认识的。

迈克尔身上最先引起我注意的是他的积极与活力。他个性活跃，但当他与我交谈时，会让我觉得自己是宇宙的中心。他很有趣，而且非常亲切。第一次约会时，我们相约去吃一顿便餐。至今我仍记得和他的交谈是多么轻松惬意。整顿饭我们一直在聊天，直到吃完饭出门。当我们不得不分开朝相反的方向走时，我记得与我说再见似乎令他有些难过。

这是我最喜欢的首次约会经历。我计划下次我们见面时一起喝一杯，但那天我碰巧很饿，于是我们改成了一起吃饭。尽管迈克尔活力十足，但一开始时他相当腼腆，这个特点有利于我们在了解彼此时营造出宁静的氛围。在一些重要的事情上我们似乎有很多共同点：我们都对工作充满了热情，我从事科学，他在政府工作；我们都住在纽约，都曾经在华盛顿特区生活过；我们似乎拥有相同的家庭背景及人生观和价值观。我特别羡慕他与自己大家庭的亲密关系，他充满深情，常能让我欢笑。

让我们谈一谈大脑中处于激活状态的奖赏中枢吧。我脑海中有这样一幅画面：我腹侧被盖区的多巴胺神经元像疯了一样地放电。事实上我的腹侧被盖区被激活的画面是准确的。神经科学家已经开始研究人在热恋早期阶段时被激活的脑区。英国、美国和中国的研究都得出了惊人一致的结论，与看到熟人照片时比较，被试在看到爱人照片时被激活的脑区包括腹侧被盖区和尾状核（也是腹侧被盖区的主要投射目标）。所有研究都一致表明，当你处于热恋早期，内心苦苦挣扎时，腹侧被盖区激活所代表的高奖励值与见到心上人有关。

像腹侧被盖区一样，尾状核涉及奖励和动机。例如，另一项研究报告称，当有可预测的金钱奖励时，比如，你发现了一台被做了手脚的老虎机，每赌必赢钱，那相同的尾状核区域就会被激活。因此，确定能够得到高回报的事件会激活尾状核。当人们看着爱人的照片时，研究者除了观察到相同的脑区被激活之外，还注意到被试的杏仁核也受到了抑制。这意味着，在热恋期间由杏仁核加工的恐惧情绪减少了。基于我个人的经历，我赞同这些解释。这些发现说明，在热恋的早期阶段，你的多巴胺奖赏系统在超负荷运转，而你的恐惧反应受到了抑制。难怪我会感觉那么棒！

在这些研究中，研究者这样描述热恋："精神欢快，注意力高度聚焦于所爱之人身上，对他或她非常着迷，情感上依赖所爱的人，渴望与所爱的人建立情感连接，精力变得旺盛。"他们指出，为爱人着迷的行为和强烈的多巴胺激活状态类似于成瘾早期阶段的重要特征。

我确定无疑地具有所有这些症状：

● 痴迷于迈克尔，总想和他在一起——符合！
● 渴望他对我的情感关注——符合！
● 精力旺盛——符合！

是的，我肯定处于类似成瘾的热恋早期阶段。

然而在我刚刚坠入爱河时，我就开始幻想和我的新白马王子一起在落日余晖中骑马而去的景象，还幻想和他共度余生，至死不渝。事实上，研究者还研究了婚姻幸福且多年后依然对伴侣爱意浓浓的夫妻的大脑。研究热恋早期的那些研究者还想知道，在他们结婚 20 年后是否还能观察到相同的大脑激活。当相爱多年的夫妻看到配偶的照片时，与处于热恋早期的情人一样，其相同的脑区即腹侧被盖区和尾状核都会被激活。但是除此之外，研究者也看到了其他被激活的脑区，比如苍白球和黑质。这些后来被激活的脑区很有趣，因为其他研究显示，它们与母爱有关。这说明长期夫妻关系激活了与社会性依恋有关的大脑系统。这些脑区中分布着两种化学物质的很多受体，这两种化学物质是催产素和加压素，它们与依恋、情侣关系的形成密切相关。因此这类研究说明，随着长期浪漫关系变得越来越牢固，与深层个人依恋相关的脑区会被激活。那就是我现在渴望的大脑活动模式。

与迈克尔的恋爱蜜月阶段美妙极了。它会始终如此吗？芝加哥、迈阿密和旧金山的浪漫之旅，不在一起时甜蜜的晚安"电话粥"，在一起时眼里只有对方的亲密时刻都会让我们的关系进一步升温。

我们不仅在是恋爱，而且我们还是认真的。

虽然随着关系的进展，一些矛盾不可避免地浮现出来。它们具有挑战性，但还不至于让关系破裂。正如你所知道的，我是美食家，总在搜寻新的好餐厅；而他可以靠汉堡、炸薯条过活（令人奇怪的是，他的体形竟很好）。我喜欢和朋友外出，结识新朋友，我得到的社交邀请越多，我就越开心；而他觉得交际是件令人厌烦的事情，没有很多亲密的朋友，他宁可在家和我待在一起。我特别喜欢冒险之旅，喜欢到户外探索不同的事物；而他喜欢漂亮的酒店，喜欢坐游轮。我们很好地解决了这些问题，我会独自和朋友欢聚，然后陪他享受二人世界，不过往往会在吃饭的地方上进行折中。最后我们总会开心地一起看我们俩都喜欢的电视连续剧，有些事情我们也总能达成一致意见。

然而在最初 6~9 个月恋爱的狂热期以及奖赏反应引起的眩晕中，我忽视了本应更加关注的警示标志。

从一开始迈克尔就非常明确地告诉我，他只是和妻子分居了，还没有离婚。在他的口中离婚就是一个过程，是迟早会发生的事。我非常乐意接受他的说法，但若干个月过去了，一年过去了，一年半也过去了，显然他所说的离婚没有很快发生，而是会在不确定的时间之后发生。事情比我想象的更复杂。迈克尔签署离婚协议的日期一推再推。而且往往过去很多天后依然毫无进展，我开始疑惑他是否真的想离婚。

我们开始为此争吵，频繁地吵。

这成了我们关系的焦点。

在争吵的时候，我会说："你知道什么？我不会和不能离婚的分居男人约会。"我本应该这样做的。

但是每当在一起时，他让我觉得他那么爱我。我真的不想放弃。

我妥协说："我需要你委身于我的证据。"

他说："我可以做到！"大约一周后我们同居了。

我们又度过了一段蜜月期。

我非常喜欢和他一起生活，或许是我非常喜欢和他同居的主意。但事实上他的离婚进展依然毫无改观，就像"看不见的大猩猩"[①]。公平地说，我不怀疑他想要离婚，但他长期不能兑现他办理离婚手续的承诺，这已经开始严重地消耗了我的信任。

事实证明，同居是我们俩关系结束的开端。未能兑现的承诺和夭折的最后期限开始侵蚀一切。一开始我们就注意到的那些差异，包括社交程度、食物选择、度假目的地等曾经似乎都是可以调和的，但现在变得令人无法忍受了。我不想再当第三者了。

---

① "看不见的大猩猩"是心理学史上最知名的实验之一，它告诉我们，因为错觉即使最明显的信息也会被我们漏掉。《看不见的大猩猩》（经典版）讲述了生活中无处不在的 6 大错觉。该书中文简体字版已由湛庐文化策划、北京联合出版公司出版。——编者注

我认为在某一刻开始我已不再爱他。

当意识到这一点后，我知道我必须和迈克尔分手。

尽管结束这段关系的迹象明显地摆在那里，但和他分手还是令人难以置信地困难。一开始我就深深地爱上了他，我真的认为我们会结婚。我感到非常失落，但与此同时，我知道分手是正确的选择。分手后我经历了一段非常艰难的时期。他从我的公寓里搬了出去，但周围还有很多东西会让我想起他，有他买给我的礼物，还有他带回来的旅游纪念品。我会经过我们常去的饭店，甚至我还习惯了他每天打电话到我办公室或家里。我曾经把这些东西与迈克尔的爱联系起来，所有这些东西，就像导致成瘾复发的线索一样，会让我回想起那段感情。或许我的这段恋爱比我以为的更像成瘾。事实上，所有的事物都会让我在内心产生深深的渴望，不是渴望回到他身边，而是渴望再次经历那样的热恋阶段。

我从这次分手中恢复过来的过程漫长而缓慢。我继续定期去锻炼，在锻炼课中增加了瑜伽。我在最后一刻还报名参加了在佛蒙特州一家小旅馆中进行的瑜伽静修，在那里度过了一段美好的时光。我结识了一些同样练习瑜伽的有趣的人。

我非常喜欢静修，于是又报名参加了在同一个地方进行的冥想静修。所有这些事情使我渐渐再次开始感受到快乐与完整。不过这是一个非常缓慢的过程。在分手后近一年的时间里我都觉得自己没有完全恢复过来。

伴随着我缓慢但渐进的恢复过程，我意识到，其他某些事情发生了改变。也就是说，我最终认清了自己在恋爱中需要什么。首先我不会再和任何得不到的男性交往。从某种意义上说，迈克尔像音乐家丹尼尔一样属于我得不到的类型。或许是想看看自己能否赢得他们的想法在诱惑着我。我所知道的是，从现在开始我不再容忍那些得不到的男人。那意味着我不再会和已婚男人、分居的男人、工作过于投入的男人或任何有对象的、不可交往的男人谈恋爱。

迈克尔还让我吸取了一个重要教训：你深深地爱着某个人并不意味着你们的关系能有预期的好结果。你必须清楚地知道，为了幸福快乐，你需要从这段关系中得到什么，而且，如果对你们来说不存在这些要素，那么要做好分手的准备。

我们知道，成瘾会让前额叶皮层与奖赏回路其余部分之间的联系受到阻碍，这使得前额叶皮层不能充分发挥它的决策能力，以避免有风险的行为。我怀疑，当恋爱刺激了奖赏中枢中多巴胺的释放时，它也损害了我们的决策与评估能力，因为我们那么着迷于爱恋。至少这是我的感受。在和迈克尔恋爱时，我本可以运用前额叶皮层进行决策，但我忽视了相当清晰的分手迹象，选择相信我可以尽可能长久地拥有那份爱。

好吧，吃一堑长一智。

Tips 大脑课堂 ....

慈善、慷慨与爱的魔力

◆真诚的施舍与慷慨会激活大脑的奖赏系统。

◆慈善捐助后伴随的温暖舒适感可能是因为奖赏系统激活了。

◆热恋早期也会激活大脑的奖赏系统，同时激发催产素和加压素的分泌，这些是与社会性依恋有关的化学物质。

◆热恋和成瘾具有某些共同点，包括出现沉迷的行为。

◆如果恋情结束，与你恋人有关的地点、事件和物品会引发怀念与渴望情绪，这类似于成瘾中的希求。

◆我们能够从哪怕最心痛的分手中恢复过来，重新训练大脑，从错误中学习。

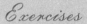
Exercises
4分钟快速健脑

更多刺激奖赏中枢的方法

我们都知道哪些事情能刺激我们的奖赏中枢。我们梦想在周一早上去做或去体验这些事情，而不是去上班。以下是我想做的事情：

◎吃一顿喜欢的饭菜。

◎喝非常棒的波尔多葡萄酒。只啜饮几口，而不是喝一整瓶，这会令人更愉悦。

◎做爱。

◎做个全身按摩。

◎看最喜欢的电影。

◎观看令人激动的体育比赛。

◎从事最喜欢的体育运动。

◎读一本让人欲罢不能的好书。

第 9 章

从埋头苦干到灵光一闪

锻炼带来创造力

在 20 年前，乃至 10 年前，我绝不会认为自己是个有创造力的人。我是一位科学"极客"，注重获取知识，训练自己的注意力，记忆事实和观点，有意识地分析信息。而这些技能似乎与创造力完全不沾边。确实，像大多数人一样，我认为创造力只属于艺术家、音乐家、舞蹈家、演员或其他以公认的具有艺术性或创造力的方式表达自我的人。当然也有其他一些创新者，比如爱因斯坦、爱迪生、乔布斯和扎克伯格，他们被认为非常有创造力，因为他们的成果无与伦比。但是一般来说，富有创造力的思想者似乎具有一些大多数人所没有的神秘特性。

在过去几年里，我在创造力方面的看法改变了。现在我不仅认为自己富有创造力，而且我相信每个人都具有创新的潜质。这本书从很多方面描述了我找到个人创意的旅程——在锻炼和自己的大脑之间建立起连接并持续至今。在过去的几年里，我努力进入各种各样对我来说完全陌生的领域，打破曾经限制我的藩篱，去发现并了解究竟什么是创造性思维。现在我的创造力与科学探索事业正携手并进。

现在我对富有创造力的理解也不一样了。我知道，当我对人生及其可能性持开放的态度时，我就会富有创造力。我可以轻松地把各种观点联系起来，更加积极自主地思考，不受别人看法的限制。这种视角还延伸到了我的工作中：过去几年里，我的研究更加多样化、更具独创性和自发性。10 年前如果有人对我说，我会成为一名研究锻炼对人的影响方面的资深健身教练，我一定会嘲笑他们！如今我会带着非洲风格的鼓手进行演讲，让他们帮我一起向几百名观众展示"有意锻炼"。天啊！我的改变有多大！

既然现在我认为自己是有创造力的，那么我究竟发生了什么改变？现在我的思考方式与最初从事科学工作的那 20 年中的思考方式不一样了吗？这些问题的答案具有两重性：从某个方面来看，我已经是一个富有创造力的思考者了，即使我自己没有意识到这点。作为科学家，我以新颖的方式提出问题并不断努力探究问题的答案。然而从另一个方面来看，我认为我可以变得更有创造力。

当我们说某人富有创造力的时候，是什么意思呢？

在本章中，我不仅会分享我如何发现并利用了自己的创造力，还会探讨你应该如何去发现并利用你自己的创造力。

揭穿关于创造力的 3 个谬见

在开始探讨有关创造力的神经科学之前，我想讨论 3 个长久以来关于创造力的谬见。

谬见 1：创造力 = 右脑。网络上流传着这个观点，媒体也常常宣扬这个观点。人们被划分为非常有创造力、天生的右脑型人或者冷静、镇定、非常善于分析的左脑型人。在这里我要告诉你，那些认为只有一侧大脑参与或产生了创造力的观点完全是错误的。虽然负责语言功能的脑区主要位于左脑（大多数人是这样），但最近的研究显示，较多使用双侧大脑的人最富创造力。下次有人再说他是富有创造力的右脑型人时，你可以告诉他最新的神经科学研究显示，以前额叶皮层为主的广泛脑区都与创造力有关，在创造过程中其实会用到双侧大脑。

谬见 2：只有特定的人才有创造力。对于为什么你想不出完美的方法来解决家里储存空间的问题，你可以把只有特定的人才有创造力这条谬见从你的借口清单中划掉了。创造力并不是只有天才，比如马蒂斯或居里夫人那样的人才能获得的神秘力量。最近的证据显示，创造性思维只是日常常规思维的一种变体，因此我们可以像研究其他认知功能那样研究创造性思维。困难在于，要确定用什么方法来研究创造力的神经基础最适合。

谬见 3：所有富有创意的观点都是新颖的。尽管早年我梦想成为神经科学界的先锋人物，去发现其他人都未曾想去探究的事情，但事实上，大多数富有创造力的观点都是以先前存在的理念为基础的。新观点虽然有所不同，但通常是踩在之前成果的肩膀上得来的。这尤其适用于科学领域，目前所有研究得到的详尽而深入的知识都是未来新实验、新研究的基础。但这并不会有损于新观点的创造性。还记得那句俗语"太阳底下没有新鲜事"吗？这是真理，值得好好牢记。许多有创造力的突破其实应该被视为众多创意的集合。最著名的例子之一是，乔布斯和个人电脑。从技术角度来说，乔布斯没有发明个人电脑的任何组成部分，发明者是施乐公司（Xerox）。乔布斯所做的只是完善这种技术并以适合家庭市场的方式来包装它们，最终他开创了一个电脑王国。另一个著名的例子是爱迪生，他没有发明灯泡，但他确实尝试了 6 000 多种灯丝材料，进行完善以使灯泡使用起来更经济实惠。

这些谬见背后的真相会使所有人对自己的创造力变得更乐观一些，我就是其中的受益者。当得知我的创造性思维来自整个大脑，而并非只是右脑时，我感觉好多了。另外我还知道，创造力并不是某种凭空而生的神秘能力，而是基于正常的认知过程且受到目前知识系统的启发而形成的。换言之，每个人都有发挥创造力的能力，而且就像其他认知能力，比如学数学、说法语、玩填字游戏或玩连连看一样，练习得越多，你的创造力越杰出。

Tips 大脑课堂

终极大脑谎言：你只使用了 10% 的大脑

如果你只从本书中学到一个新知识，那么我希望是这个：我们只用了大脑的10% 这种说法百分之百是错误的。通过功能性成像和其他研究我们可以知道，我们使用的是整个大脑，或许不是任何时候都在使用全部，但在进行日常的认知任务时，我们的整个大脑都在努力工作。为什么这个谎言持续了那么长时间呢？这个问题的答案在于它看起来貌似有理和人们不实际的希望。如果这种话是真的，那意味着只要我们能把它发掘出来，每个人的大脑都具有不可思议的潜力。这是为工业化发展量身定制的谎言。幸运的是，由于大脑具有可塑性，因此我们确实有潜力扩展、提升我们每天都在使用的大脑。

如何定义创造力

在过去 10 年里，研究人类创造力的领域取得了一些进步，对于创造力的准确定义，研究者们的意见越来越统一，但绝非没有异议。一种定义是"创造力指的是创造出既新颖（例如独创的、出乎意料的）又适宜（例如有用的、适应任务条件的）的成果的能力"。大多数科学家使用的定义是"创造既新颖又有用的事物的能力"。换句话说，创造力就是开拓解决旧问题的新方法，比如优步、爱彼迎和声破天 [1]。尽管这个定义很简单，但创造力的表达本质上很宽泛，可以通过许多途径实现。

一般来说，创造力分为来自认知的观点和来自情感的观点，可以进一步被描述为深思熟虑的结果和自发的灵光乍现。许多科学实验被归为经过深思熟虑的认知型创造力。这些实验通常会获得一些重要的新发现，但它们会借鉴之前大量相关的研究成果。例如，我发现了海马周围的皮层区域很重要，也发现了鼻周皮层和海马旁回对记忆功能的重要性，这些发现都是关于认知型创造力的典型例子。这些区域曾被人忽视了，只是需要一个人运用某些实验方法来找出它们在记忆中的重要作用。

不过并非所有的科学实验都是经过深思熟虑的，有些科学发现更多是受到了自发的灵光乍现的启发。一个经典的例子是，研究青蛙的心脏功能并获得诺贝尔奖的生理学家奥托·勒维（Otto Loewi）。据说，在 1921 年的一个夜晚他做了个梦，梦中他想出了一个简单而优良的实验，通过这个实验可以确定脑细胞之间是通过电信号还是通过化学信号进行通信的。他从床上坐起来，潦草地做了些笔记，但令他失望的是，当他第二天来到实验室的时候发现自己读不懂笔记了，也想不起那个梦。非常幸运的是，第二天晚上他又做了那个梦，这次他没有等到第二天早上，而是立即来到实验室做了梦中的那个实验。因此他证明了神经系统除使用电信号通信之外，还使用化学信号。这个实验为什么如此重要呢？我们现在把这些化学信号称为神经递质，一旦明确了这一点，我们

---

[1] 爱彼迎（Airbnb）是一家联系旅游人士和家有空房出租的房主的服务型网站，它可以为用户提供各种各样的住宿信息。声破天（Spotify）是全球最大的正版流媒体音乐服务平台之一。——译者注

便可以更清楚地从医学和科学角度了解大脑的工作原理了。勒维的发现是自发的认知型创造力的一个典型例子，而牛顿通过观察苹果从树上掉落从而发现了万有引力是自发的认知型创造力的另一个例子。

那么创造力在情感表现方面是怎样的呢？这在科学领域并不常见，但在艺术领域中情感型创造力的例子比比皆是。它具体可分为深思熟虑的情感型和自发的情感型。例如，马蒂斯创作的剪贴画就是深思熟虑的情感型创造力的例子。他在创作出惊人视觉图像的情感反应启发下，尝试了各种不同形状、大小和颜色的剪贴画。自发的情感型创造力表现实例是毕加索的《格尔尼卡》。据说这幅画的创作灵感来自西班牙内战期间格尔尼卡市所遭受的悲惨轰炸事件。

这些类型的创造力非常有益，它意味着拥有者可构想出全新的绘画、唱歌或表演方式，而且具有实施这些新构想的天生才能。想一想弗里达·卡罗（Frida Kahlo）、比利·哈乐黛（Billie Holiday）和嘎嘎小姐（Lady Gaga），这些艺术家都对某种艺术形式进行了再创造，借助他们的绘画、歌声和表演，我们便能从非常独特的视角去体验世界。

鉴于创造力的复杂性以及目前所知的创造力的多种类型，我们可以理解在创造力的产生过程中会有多个脑区参与。参与创造过程的主要脑区之一是前额叶皮层。具体来说就是，研究者发现，部分背外侧前额叶皮层的三个重要功能促进了创造力的生成。第一个是工作记忆，就是在线加工信息的能力，换句话说，当你试图解决一个问题时，工作记忆帮你把信息保存在大脑中。工作记忆使我们能监控不断发展中的事件，在头脑中保持相关信息以便我们对它们进行思考、评价和心理操作，从而解决问题。

工作记忆还涉及促进创造力产生的第二个重要功能：认知灵活性。认知灵活性使得我们可以在不同思维模式和规则间进行转换。背外侧前额叶皮层受损会导致人的认知灵活性降低。正常人能够快速而灵活地适应不断改变的规则，但背外侧前额叶皮层受损的病人则固守着单一的规则，尽管反馈告诉他们自己的回答是错的，但他们似乎仍无法探索其他选择。富有创造力的人通常表现为能够在工作记忆中巧妙地处理信息，并灵活地组合、审视它们。

Exercises
---
4 分钟快速健脑

锻炼你的创造力

以下这些建议能够让你以新的方式来审视自己的日常工作，可能会让你想出富有创造力的解决方案。

◎ 想出两个能让你的工作更高效的新点子。你可以重新布置你的办公桌或墙上的艺术品，或者尝试改变处理任务的顺序，可从那些不那么紧要的任务开始。让这种新的活动或任务处理的顺序形成一种新的神经模式。

◎ 想出两种对等待处理的文件进行分类的方法，以提升工作效率。

◎ 与伴侣进行一场新型的约会，比如不是去你们最喜欢的餐厅，而是一起参加美术、唱歌或舞蹈课。或者去参加互动式的戏剧或舞蹈表演，作为观众也参与到表演中去。你们也可以一起尝试一门全新的运动课。

◎ 尝试做你以前从来没做过的菜式，比如波斯菜、俄罗斯菜或柬埔寨菜。尝试新的烹饪方法，进行新的风味组合。

然而工作记忆并不是背外侧前额叶皮层的全部作用。这个脑区还与注意功能密切相关，也就是长时间将注意力集中在特定观点、项目或空间位置的能力。注意功能对深思熟虑的创造力非常重要，因为我们在整理复杂的问题时，往往需要同时关注很多事情。

前额叶皮层的这三项主要功能，即工作记忆、认知灵活性与引导注意力，对创造力来说都是非常重要的。但是这并不意味着只有这个脑区才能产生创造力。其他一些重要的脑区负责引导、处理那些形成创造力的信息，而前额叶皮层则与这些重要的脑区相连接着。

这些重要的脑区包括哪些呢？

正如我之前提到的，情绪在创造力中发挥着重要的作用。之前的研究显示，创造力与积极情绪联系紧密。如果人们称他们前一天很开心，那么今天他们便更可能实现富有创造力的突破。创造力与积极情绪，比如快乐、爱和好奇存在正相关关系。艺术往往可通过视觉、听觉或触觉的刺激带给观赏者一段情感之旅。

虽然诸如恐惧、愤怒等情绪通常与高水平的创造力无关，但其他研究显示，强烈的消极情绪反应有时也能产生积极而富有创造力的产物。例如，一些女性因孩子死于车祸而开创了"母亲反酒驾组织"。在这种情况中，强烈的悲痛与愤怒之情激发了她们创立强有力的新组织。因此，有关创造力的事例中，包括从快乐到极度痛苦等各种情绪都可以激发创造力。

与情绪加工有关的三个重要脑区分别是位于颞叶中的杏仁核、位于额叶下方的扣带回和腹内侧前额叶皮层。杏仁核和扣带回负责加工情绪信息，然后将这些信息传递到腹内侧前额叶皮层。腹内侧前额叶皮层则与高层次的社会功能、人格、情绪计划和情绪调节有关。

关于运用创造力的过程中发生了什么，我们还有很多需要了解的事情。最近的研究显示，海马不只是以长时记忆的形式为前额叶皮层提供信息，它似乎还在另一种形式的创造力中发挥着作用，那就是想象。

想象的定义是"形成对实际不存在事物的新观点、新形象或新概念"。想象与创造力有关，但不同于创造力。虽然富有创造力的观点能够在想象中萌发并扩散，但只有想象并不能保证这些观点被落实。相比之下，创造力则包括在想象协助下的观点的萌发 / 扩散，也包括落实观点的能力。换言之，我们当然可以进行想象，但落实那个观点或洞见才是创造力的真正衡量标准。

人们最早是通过研究海马受损的病人而发现海马与想象力之间存在联系的。伦敦的一支研究团队对海马受损的实验组病人和控制组进行了观察，他们让两组被试接受测试，在测试中被试应描述自己想象出来的新颖经历。例如，没有去过热带的被试被要求想象自己躺在美丽的热带白色海滩上。其中一名控制组的被试是这样描述想象中的情景的：

> 太阳直射着我，非常热。身下的沙子几乎烫得令人无法忍受。我可以听到海浪拍打沙滩的声音。海水呈现出美丽的蓝绿色。我身后是一排棕榈树，我能听到每当轻风吹过，树叶发出的沙沙声。在我的左边，海滩在转弯处，变成了一个点，那里有一些木制的建筑物。

而海马受损的实验组被试则描述如下：

> 除了天空之外我真的看不到任何东西。我能听到海鸥和大海的声音，能够感觉到手指间沙子的颗粒，能听到轮船的汽笛声，就是这样了。

为什么与形成长时记忆（也就是由海马管理的情景记忆）有关的脑区对想象事件也很重要呢？这两种功能并不像表面看起来的那样差异明显。对思考过去很重要的脑区在我们思考未来或运用想象的时候同样会活跃起来。功能性成像研究显示,脑区互相连接而成的网络,包括海马,会因为神经科学家所说的过去思维和未来思维而被激活。这是一项令人激动的新发现,它说明,海马不只专门负责记忆,还与构建事件有关,不管是构建过去的事件还是未来的事件。这项能力还强化了海马将各个项目连接成经历而储存为记忆的能力。

Exercises
4 分钟快速健脑

锻炼你的发散性思维

有时创造力被认为是发散性思维,即出于新颖或新奇的目的使用某件工具的能力。以下是一些有助于你采用不同思考方式去做的练习:

◎ 为常见物品想出 4 种新用途,物品可包括牙刷、烤面包机、订书机、橡皮筋等。

◎ 想出喝咖啡的新方法。

◎ 想出询问你的孩子(或家人)今天在学校(或在公司)过得怎么样的三种新方式。

◎ 想出遛狗或与猫玩耍的三种新方法。

◎ 为你通常会重复使用的物品找出新用途。

◎ 找一个通勤的新方法,试着让它比你现在的方式更有效。

脑损伤激发的创造力天才

虽然我们逐渐认识到有多少个脑区参与了创造力的产生过程,但距离清楚地了解创造过程的神经基础还很远。创造力之所以这样难搞懂的原因之一在于,我们很难找到适当而有效的研究方法。研究创造力的最佳方法是什么?科学家已经开发出了一些任务作为创造力的标准测量工具，它们的关注点是发散性思维。其中一个例子是替代用途测试。这个测试要求被试尽可能多地想出一块砖的可能用途，例如作为镇纸、门挡，用来拍虫子或自卫。大多数人赞同这是测量创造力的有效方法，但我们一定要记住，单单这个测试并不能检验人类创造力的所有方面。

研究创造力的最有效的工具之一是观察大脑受损的病人，就像我们在前文中探讨的著名的遗忘症患者 H.M.。最近的一项研究对 40 名存在各种大脑损伤的病人和控制组被试进行了测试。所有被试都接受替代用途测试。科学家发现，内侧额叶部分受损，尤其是右脑的这部分额叶受损，会导致被试创造力分数偏低，这与过去将右脑等同于创造力的观点是一致的。另一方面，他们发现，与控制组相比，左侧区域包括颞叶和顶叶受损的病人具有高于正常值的创造力分数。

等一等，这是为什么？左脑的损伤会提高创造力吗？这是怎么回事？以前确实发现过大脑损伤提升了患者创造力的现象，而且这与被称为"原发性进行性失语症"的神经疾病有关。原发性进行性失语症患者通常是其左脑中与语言有关的脑区以及纹状体受到了损伤。记住，纹状体位于大脑中部的深处，关系到大脑的奖赏系统，同时也与运动有关。原发性进行性失语症是一种退行性神经疾病，它会逐渐侵蚀人的言语和语言功能。最惊人、最著名的原发性进行性失语症患者是一位名叫安妮·亚当斯（Anne Adams）的女性。

亚当斯具有物理学和化学专业背景，还获得了细胞生物学的博士学位并且在学术界工作了多年。46 岁那年，她休假了一段时间，目的是照顾遭遇严重车祸的儿子。在那段时间里，她开始画画。她的早期作品属于经典风格，但比较简单。在接下来的 6 年里，她的绘画风格发生了显著改变，变得大胆、活泼、抽象，而且非常注重细节。

当她 53 岁时，也就是最早出现原发性进行性失语症症状的 7 年前，亚当斯画出了堪称杰作的作品，她将其命名为《拆解波列罗舞曲》（*Unraveling Bolero*），其作品是以作曲家莫里斯·拉威尔（Maurice Ravel）的著名交响乐《波列罗舞曲》（*Bolero*）为基础的。在这幅绘画中，亚当斯一丝不苟地把拉威尔的乐谱以视觉形式表现了出来。

《波列罗舞曲》是非常强有力的乐曲，因为它在不断地重复，甚至达到了执拗的程度，在结尾的声音增强效果达到了令人吃惊的听觉高潮。亚当斯以令人难以置信的系统性方式将乐谱转化成了视觉形式。乐曲中的每个小节被化为直立的矩形，矩形的高度代表乐曲逐渐升高的音量。在亚当斯的绘画中，统一的配色代表音调相同的片段，直到第 3 236 个小节。最后，亚当斯运用视觉上具有冲击力的橙色和粉色矩形来代表乐曲激动人心的结尾。

亚当斯不知疲倦地画着，其作品的主题逐渐转向了一些抽象的概念，比如 π 所代表的数字，后来她的绘画又从多感官、抽象的主题转向了逼真的现实主义。一开始亚当斯似乎只不过是一个在生命后期发现了自己创造力天赋的女性，但是当亚当斯 60 岁时，也就是她完成《拆解波列罗舞曲》的 7 年后，她开始出现了语言问题，开口说话变得很困难。这是原发性进行性失语症的早期症状。令人难过的是，她的症状在不断恶化，后来她不能说话了，运动功能也受到了影响。尽管如此，她依然保持着对绘画的热情，一直画到她拿不住画笔时才停止。亚当斯享年 67 岁。

从确诊到病逝，亚当斯持续接受了大脑扫描，因此现在我们可以利用这个罕见的机会研究她病情的发展与她富有创造力的成果之间有什么联系。磁共振成像确认了亚当斯大脑中发生改变的两个关键脑区。首先与其他原发性进行性失语症患者相同，她的左侧额叶出现了严重的损伤，损伤一直蔓延到纹状体。亚当斯左侧额叶受损的脑区涉及重要的语言区，这导致了她最初的语言障碍。而纹状体是对运动控制功能非常重要的皮层下区域，帕金森氏病患者的这个脑区也会受损，这似乎也是亚当斯最终无法开口说话的原因。其左侧额叶的损伤与神经科学界的早期研究描述相一致，即这个脑区受损的病人会表现出更强的创造力。左侧额叶区域除了与语言功能有关之外，还与其他什么功能有关呢？研究者普遍认为，它们监督或控制着我们的注意力和做出特定反应的能力。如果这部分脑区受损，你会失去对注意和反应区域的监控能力，这会引发比较不受监督和约束但更富创造力的思维。

亚当斯大脑中的第二个重要改变比较令人吃惊。研究者发现，相对于相同年龄和教育背景的其他人来说，她的右侧大脑明显较大。其右侧增大的脑区包括顶叶和枕叶的后部，它们对知觉和表象非常重要。这或许是亚当斯能够在《波列罗舞曲》的听觉模式与她绘画的视觉 / 知觉模式之间建立起联系的关键所在。换句话说就是，亚当斯的艺术将两种完全不同的媒介——音乐与绘画融合在了一起并非偶然。

那么亚当斯的大脑中发生了什么呢？她 50 多岁时蓬勃的创造力源于原发性进行性失语症最早期症状导致的左侧额叶受损。这个脑区功能变弱从而减轻了对后部脑区的监控，使得她的创造力被释放出来。

我们永远也不会知道亚当斯是天生具有较大的顶叶和枕叶，还是这些脑区的增大缘于她的疾病。不过这些增大的脑区可能有助于她注意到视觉和听觉的细节，从而使她后半生的创造力陡增。

从另一个有趣的角度看，亚当斯的病例实在令人惊叹。亚当斯当时并不知道在创作《拆解波列罗舞曲》时，自己和莫里斯·拉威尔创作《波列罗舞曲》时一样，都处于原发性进行性失语症的相同阶段。事实上，拉威尔可能是医学文献中记述过的最著名的原发性进行性失语症患者。像亚当斯一样，拉威尔也被重复所吸引，而重复正是《波列罗舞曲》的重要主题。但是舞曲并非单调的重复，拉威尔用令人难以忘怀的美丽旋律创造了不断增强的声音效果，我们被裹挟着，沉迷其中，直到最后的高潮。从亚当斯的笔记中我们可以知道，显然拉威尔的作品令她如痴如醉。亚当斯以及其他原发性进行性失语症患者的病例说明，富有创造力的关键之一是摆脱正常的控制，对某些人来说则源自一些神经疾病。

即兴创作与表演

亚当斯的故事为我们从大脑受损病人处获得信息，从而理解大脑功能又提供了一个例子。另一种了解创造力的神经基础的方法是，研究富有创造力者的大脑活动。比较棘手的部分是如何选择合适的艺术家作为研究对象。这似乎成了不可实现的想法：你能说出一种能够快速完成并可接受评估的，且可以躺在磁共振成像扫描仪中进行创作的艺术形式吗？

对于这个难题，我最喜欢的解决方法是研究即兴音乐创作，也就是音乐人快速地、无准备地创作出一段旋律的能力。神经科学家研究过两种即兴创作：在钢琴上即兴创作爵士乐以及让说唱歌手即兴说唱。

我对说唱的神经基础特别感兴趣。几年前我为纽约的世界科学节做过一个名为"超酷职业"的项目。活动主持人是一位名叫巴巴·布林克曼（Baba Brinkman）的科学说唱歌手。你可能会问什么是科学说唱歌手，科学说唱歌手和其他说唱歌手类似，只是他会围绕科学主题来进行说唱。他根据繁衍、进化和人类本性的科学知识来写作说唱词。我们俩探讨过即兴创作说唱音乐的神经生物学基础，而且我还邀请他在纽约大学进行一场关于说唱音乐韵律与节奏的讲座。他的讲座自然引发了神经科学界有关即兴创作和说唱音乐所涉及脑区的研究讨论。

检查参与即兴创作说唱音乐人脑区的研究只有一项，更多的研究集中在对歌手即兴创作爵士乐时被激活的脑区进行查看。在关于说唱音乐和爵士乐的研究中，科学家比较了自由即兴创作时艺术家脑区激活的模式与其表演记忆中的曲目时大脑激活的模式。研究主题是，与记忆条件下相比较，在即兴创作条件下艺术家有什么额外的脑区被激活了。在这两种条件下，结果显示其额叶中存在相同的激活模式。首先，研究者发现在即兴创作时，艺术家的部分左脑腹内侧前额叶皮层会被激活。这部分脑区还与组织内在动机的行为有关。在关于说唱音乐和爵士乐的研究中，除了这部分脑区的活性增加了之外，前额叶背外侧部分的脑区同时失去了活性。失去活性的脑区被认为与自我监控有关，也许我们自身的内在批评者就源自这里，它会对我们说"不要那样说，那很蠢"或者"如果你那样做，每个人都会看你的笑话"。在自由即兴创作时，这些自我监控的脑区似乎并不活跃。

自我监控或者自我抑制是所有艺术表现和创造过程中至关重要的一个方面。通过对即兴创作爵士乐和说唱音乐的研究，我们已经找到了对无拘无束、顺其自然的表演很关键的脑区。

然而我们对即兴创作的研究只处于萌芽阶段，还有许多令人着迷的问题需要解决，包括当说唱歌手或爵士音乐人开始与其他音乐人或观众互动时、开始对他人的反馈做出回应时，其大脑中发生了什么。即兴创作艺术家与其他艺术家在大脑结构上的差异，是否能够解释他们在这些领域中的才能呢？当著名的说唱歌手 Jay-Z 现场即兴表演时，我们已经有能力一窥他大脑中发生的事了。

正如我在前文提到的，我从小就非常喜欢戏剧和电影。童年时我最喜欢的不只是音乐剧，还有像《乱世佳人》、《苏菲的抉择》和《教父》这样的伟大电影。我非常崇拜那些表演得惟妙惟肖的演员。几年前纽约大学情绪大脑研究院主办的一个名为"再次动情"的活动为我提供了一个更深入地了解表演艺术的机会。这是演员蒂姆·尼尔森（Tim Blake Nelson）、已故的伟大演员菲利普·霍夫曼（Philip Seymour Hoffman）与神经科学家雷·多兰（Ray Dolan）举办的一场专题讨论会。讨论会由演员兼导演的纽约大学帝势艺术学院教授马克·温－戴维（Mark Wing-Davey）主持。这是一场非常棒的活动，霍夫曼和尼尔森先回答了一些关于表演方法的普遍性问题，他们的回答很有趣。但当晚最令人难忘的交流是温－戴维询问神经科学家多兰："表演是不是类似于编织一个虚假的故事？换言之，演员在舞台上表现出来的是真实的情感还是其他什么？"

当然，没人真的知道那个问题的真实答案，但多兰勇敢地提供了一种解释。他说，表演当然不同于真实的情感，因为当你在舞台上时能够意识到观众的存在，你对情感的监控方式会不同于真实感受。他提出，真实情感中包含一些关键要素，但表演时的情感则与之不同。

多兰刚说出这番话，霍夫曼立即反驳道："我不同意。"他说在表演时自己感受到了所演绎的每一种情感。

当霍夫曼说出这句话时，我想在场的每一个人都会思考："这就是为什么你会成为如此才华横溢的奥斯卡最佳男演员的原因。"

霍夫曼反对因为表演存在更多的监控所以不同于真实情感的说法。他说，我们始终都在监控自己，当我们去杂货店买牛奶时、当我们在别人面前做重要演讲时、当我们站在舞台上时，都会进行自我监控。

霍夫曼说："尽管我表演的场景不是真实的，但我表达的情感却是真实的。表演也是生活，我们依然在体验生活。"

尼尔森提出了不同的观点，他说，在舞台上和扮演他妻子的演员吵架是不同于在家和妻子吵架的，因为在舞台上演员知道观众在看着他。

但是霍夫曼坚称，人们随时随地都在监控着自己，这模糊了真实生活与表演的界线。他继续说道："我认为人们出戏后会想，我应该为此得到报酬！"他当然值得这些报酬。

表演艺术中存在很多不同且有效的方法。一个场景的最佳表演法可能会千差万别，但所有人似乎都赞同当场景被演员演绎得非常真实时，每位观众的感受都会趋同一致。那天晚上我意识到，鉴于人们对表演技艺的理解各不相同，研究表演的神经生物学基础也非常困难。我的同行们似乎也同意这一点，因为我找不到之前有任何与表演相关的研究。我在《卫报》上看到过一篇研究报道，他们对女演员费奥纳·肖（Fiona Shaw）的大脑进行了功能性磁共振成像研究，研究人员对她阅读一首诗和数数时的大脑活动进行了比较。当她读诗时，其大脑顶叶中对视觉化思维非常重要的脑区变得比较活跃。不幸的是，他们的研究发现到此结束，显然这是一个等待我们去探索的领域。

摆脱束缚，拥抱创造力

虽然我们不是世界著名的说唱歌手或演员，也没有发生能够提高创造力的脑损伤，但很多人，包括我自己，都会努力在日常生活中提升自己的创造力。

幸运的是，神经科学家和专家能够为我们提升创造力提供有益的信息。

创造力专家提出，适当调整创造力的概念范围对提升创造力非常重要。也就是说，虽然发散性思维对创造力很有帮助，但太多的发散性思维会产生不相干的观点。其他一些研究则强调了专注对提升某些形式的创造力的重要性，但是太过专注就会让你只见树木不见森林。有些研究还提出，转换视角或尝试有违直觉的事情有助于产生新见解，但是变化太大则会让你远离眼前的问题。

那么我们该何去何从呢？当你检验自己的发散性思维转换视角或集中注意力时，一定要记住适度即可。

我最喜欢的与改善创造力有关的研究之一是 2014 年斯坦福大学的心理学家们所做的研究。他们的团队研究了散步对创造性思维的影响。我猜想，不只有我注意到了散步时会突然冒出富有创意的想法这一事实。斯坦福的研究者们对在室内跑步机上行走的被试、在户外散步的被试和控制组的被试进行相互比较，看他们在发散性思维测试中的表现。在实验中，相对于控制组，行走让 81% 的实验组被试提高了在发散性思维测试中的得分。在另一个类似的实验中，科学家发现 100% 在户外散步的被试提出了至少一种高质量的类比方法，而对于那些坐在室内的被试来说，这一比例则为 50%。

虽然这些发现提供了一些锻炼能够增加创造力的证据，但我们还不知道这种现象的神经机制。也许其他能使大脑放松的活动，比如织毛衣或钓鱼，也能产生相同的作用。还有可能是散步改善了人的心情，因此我们才会变得更有创造力。虽然我们还不知道锻炼与创造力之间的联系，但这些发现既有用，又可以立即被付诸行动。如果你想提升自己的创造力或者需要搬走阻碍创造力的绊脚石，那么去散步吧！再次重申，锻炼对你的大脑非常有益。

我对创造力的探索是一个不断发展变化的过程。一开始我是典型的深思熟虑型创造者，我会慢慢地积累认知知识，然后提出有趣的科学问题，这些问题涉及记忆在大脑中的工作原理以及长时记忆是如何产生的。我以前研究了一些前人没有探索过的脑区，获得了许多新发现。最近我超越了深思熟虑型的创造者，开始在工作与生活中探索创造力更加自发、更带有情感的方面。我对锻炼的研究就是受到了我真诚热爱锻炼这一情感方面的启发与鼓励。

我热爱锻炼并希望我能驾驭由锻炼得来的力量，以改善人们的学习记忆与大脑认知功能。现在我仍会用不断聚焦的注意力来研究神经科学，设计出有助于我达成目标的重要实验，但比刚进入这个领域时相比，现在我的研究工作被注入了更多的情感共鸣。朋友圈中的画家、音乐家和其他富有创造力的朋友为我提供了创造力的火花。

在我看来，我在创造力方面最大的改变可能是对我朋友朱莉·伯斯坦（Julie Burstein）所说的"不幸的空白"（tragic gap）的反应。所谓"不幸的空白"指的是未知事物。朱莉·伯斯坦是一档广播电台的制作人兼畅销书《灵光一闪》（*Spark: How Creativity Works*）的作者。在职业生涯早期，"不幸的空白"令我害怕，我知道这是科学的一部分，但我应对未知的方法只是使出浑身解数埋头努力工作，直到一些有趣的事情出现。或许这个策略本身没问题，但态度绝对需要调整。正是科学的未知性激发了我爱冒险的一面：能够探索大脑未知的角落，看一看自己能发现些什么。但现实挡住了追求浪漫梦想的路途，我不得不争取终身教职，不得不为获得终身教职而发表尽量多的高质量论文。我要实现自己的目标，而我知道只有一种方法，那就是专注而不懈地工作。

我在科学研究方法上的最大改变是，我现在能够与"不幸的空白"之间相安无事，并且认识到，当你不知道答案是什么或者实验会产生怎样的结果时，最富创意的想法就会自动浮现。这是一个令人不舒服、令人害怕且感到孤独的地方，但如果你让自己在这里待的时间足够长，那么这段经历往往是有益的，其中包括放弃期望，不再希求很快找到答案，以及对陌生的观点和强烈情感持开放的态度。在这里，冥想对我的帮助也很大，新观点便会从这种碰撞中产生。不去试图控制自己的想法反而有益。你必须相信，保持开放的心态，才会遇到或发现一条有趣的道路，对我来说，这似乎就是创新精神的本质。

对于我的创新过程，我还有最后一点启示想要分享。

虽然我相信，并且有很好的证据可以支持我的观点：增加和保持有氧运动改善了我的学习、记忆、注意和情绪，但我还认为锻炼也提高了我的创造力。为什么呢？因为锻炼不仅提升了对创造力具有重要作用的前额叶皮层的功能，而且还提升了海马的功能，而海马与未来思维或想象有关。情绪改善也暗示着我们会拥有更高水平的创造力。目前这还没有得到证实，只是我个人观察的结果，但是就像走路有助于提升创造力一样，我猜测长期增加有氧运动就像给创造力这辆车加润滑油，有助于你的思维摆脱束缚，开放性地面对新奇事物，面对自身的局限，欣然接纳"不幸的空白"。

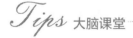 大脑课堂

与创造力有关的脑区

◆创造力涉及双侧大脑，包括背外侧前额叶皮层与负责情绪的脑区（杏仁核、前扣带回和腹内侧前额叶皮层）之间的相互作用，还包括涉及知识和长时记忆的脑区（大脑皮层和海马）。

◆海马还参与了想象和未来思维，这对创意过程非常重要。

◆有些研究提出，左侧额叶受损会导致控制力下降，使得病人迸发出惊人的创造力。

◆所有这些发现共同印证了一个观点，即创造性思维只是特定形式的常规思维，就像其他认知能力一样可以练习并提高。

◆创造力的关键在于，学会接纳观点之间的"不幸的空白"，享受发现未知的过程。

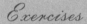

Exercises
4分钟快速健脑

锻炼你的创造力

当你同时使用较多的感官时，创造力便会被启动。当你走出自己的舒适区，测试自己的能力时，创造力也会被激活。所以，去尝试学习一些新东西吧！

◎尝试用牙签和软糖豆制作一个几何形雕塑。

◎找些彩纸，试着做出你觉得好看的剪贴图案，就像马蒂斯的作品那样。

◎用厨房里现有的材料创造性地烹饪出好吃的食物（这需要的时间可能会超过4分钟，但你可以在4分钟内列出烹饪计划）。

◎为你最喜欢的歌曲编写一段新歌词。

◎坐在室外，蒙上眼睛，以这种全新的方式聆听4分钟周围的声音。

◎试着修理家中的某个你以前从未尝试修理的物品。

◎如果你不是一名演员的话，那么请充满感情地大声朗读莎士比亚十四行诗中的一部分。

第 10 章

享受当下，不断前行

结合锻炼与冥想

就像很多人一样，我在过去几年里曾被讲述冥想对身心有益的信息淹没了：冥想能让你平静，冥想能让你振作，冥想能让你快乐，冥想能改善你的睡眠，冥想能让你更善良、更无私。许多研究显示，冥想能给我们带来各种各样的益处，但如果你坚持不下来怎么办呢？

一个半途而废的冥想者的感悟

冥想对我来说是锻炼之旅自然而然的延伸。正如我在前文说过的，锻炼改变了我的生活。而专注的锻炼或者有目标的锻炼会带来更大的改变，有助于大脑对锻炼做出更充分的反应。冥想应该是"有意锻炼"后自然而然的步骤，鉴于冥想有那么多益处，我下定决心让冥想成为生活的一部分。但是我得承认，我是一个溜溜球式的冥想者。

即便是现在，在冥想已经成为我生活一部分的多年之后，我依然没有达到我所希望的热衷程度，即每天雷打不动地练习冥想。我从来不渴望成为僧侣式的修行者，可以一次坐很多个小时进行深度冥想。我只是希望每天能坚持练习 10 ~ 15 分钟，但即使这个不太大的目标也是说起来容易做起来难。对我来说（我认为对无数其他人来说也是如此），形成定期练习冥想的习惯其实比想象中难得多。

我并不是没有尝试过，事实上，我是个多次应对冥想挑战的老手。第一次是在接受 intensati 教师培训期间，我们被要求跟着视频进行 20 分钟的练习。在视频中，韦恩·戴尔（Wayne Dyer）博士展示了早晨的"啊"式冥想练习。戴尔指导我们伴着"啊"声进行冥想，他解释说这种声音特别强而有力，因为其中包含许多不同文化中的"神"：上帝、安拉、佛祖、奎师那等。他还相信"啊"声代表了纯粹的快乐。根据戴尔的说法，发出"啊"这个声音具有强大的作用，能够将注意力引导到我们所希望出现或显现在生活中的事物上。根据他的说法，通过"啊"式冥想练习，我们会经常汇聚注意力，由此产生的结果是，最初的心愿变成现实。

我已经成了运用"显现"的执着信仰者，在这里"显现"就是将注意力集中在我想得到的事物上。我也真的相信一些说法，比如"啊"有助于在冥想时集中注意力。因此我很乐意把我的意图与戴尔的吟诵法结合起来，以此启动我的冥想练习。如果真的能够心想事成，那就更好了！

当时我的目标是练习 30 天"啊"式冥想，因为在 intensati 训练中教练告诉我们，任何事情连续做 30 天后就会养成习惯。第一个月结束时我非常兴奋，我确实看到了自己在冥想能力上的改变。一开始，当我坐下来进入每天的冥想时，我的右脚会做出一个恼人的习惯性动作，就是不停地轻叩，好像我对冥想很不耐烦一样。我有意识地强迫自己的脚停止叩击，而且在这一个月里我开始变得不那么坐立不安了。我还学会了更好地控制呼吸，这样在整个冥想期间就可以始终保持发出"啊"的声音。老实说，我有点儿争强好胜，想让自己像戴尔在视频中那样发出长时间的"啊"声。这可能不是最正宗的禅宗冥想方法，但它有助于我集中注意力。

当然，练习期间我会时不时地漏掉一天，但在那 30 天里我坚持得相当好。在这段时间的练习中，我注意到了它对我生活的影响。我注意到，自己变得更加专注，较少分散注意力，效率更高了。

这个结果让我非常开心，作为奖励，我给自己放了几天假。然而没想到的是，我就没有接着冥想了。

虽然人们说 30 天能够养成一种习惯，但我觉得若你想养成每天冥想的习惯，那你不仅需要坚持 30 天，而且需要一个比我练习时更为强烈的动机。

好消息是，虽然我没有继续每天练习冥想，但我体会到了冥想的大致原理。更重要的是，我注意到了它的益处，包括使人更专注、更平和。我知道我当时不应该放弃。

如何成功地养成一个新习惯

大脑的故事

对于形成冥想的习惯来说，我不是一个成功的例子。我曾失败了很多次，经过努力我终于形成了如今的冥想习惯，这真是一个奇迹。为什么形成新习惯非常困难？或许也是出于同样的原因，人们很难坚持定期跑步、每晚睡觉前阅读或每餐吃更多的蔬菜。所有这些都是需要投入时间、需要动机乃至需要奋斗的活动。学习新事物始终是项挑战。我投入了大量心理、情感和身体能量才做出改变，最终养成了定期锻炼的习惯。是的，在秘鲁冒险之旅中我虚弱无力的表现和照片中日渐宽胖的形象对我来说是强有力的推动力。但最终促使我坚持运动的真正动机来自愿望与积极结果的结合：我希望变得强壮，减轻体重，变得更喜欢交际，而且我开始看到了成果。正是这种积极的反馈帮助我克服了困难。

有些人通过沉浸在新行为中来培养自我改变的动机。这就是很多人为了锻炼而参加海军新兵训练营，或者参加冥想静修活动的原因。沉浸其中会迫使他们一心一意，坚持不懈。或许参加一个长时间的冥想静修活动对我会有帮助。因为那等于我付钱给某人，让他们监督我每天冥想很长时间。这也是电视节目《改头换面：减肥版》（*Extreme Makeover: Weight Loss Edition*）的做法。在《改头换面》中，制作人要求嘉宾离开家庭环境至少三个月，以彻底改变他们的生活习惯，同时也会改造他们的家庭环境，在他们的家里安置各种健身器材，以确保他们回家后依然能保持新的生活习惯。而我既没有重大的顿悟，也没有沉浸在冥想中的奢侈体验。

如果没有外界的帮助，你能做到什么？一个有效的方法是，起步时冥想时间应比我少些。在起步阶段，每天练习 20 分钟时间太长了，所以，30 天一结束我就立马放弃了。

我会推荐你从每天冥想 30 秒钟开始，之后重复你的积极目标。斯坦福大学社会心理学家兼"微小习惯"（Tiny Habbits）项目的创始人福格（BJ Fogg）说，你可以将微小的新习惯与你每天已经在做的事情结合起来。例如，可把背诵意愿和每天早上的刷牙结合起来。可以在卫生间里刷完牙后闭上眼睛，背出你的意愿。一旦你能这样做了，便可以逐渐过渡到诵念真言或做呼吸冥想。

其实这个观点就是本书中"4 分钟快速健脑"的灵感来源。通过将你最喜欢的健脑法与日常生活中的固定活动结合起来，你便可以轻松地将它们转化为持久的习惯。

Exercises
4 分钟快速健脑

冥想入门

冥想很简单。它不需要花很长时间，在任何地方也都可以做，而且对大脑 – 身体连接具有强大的影响。你可以尝试以下快捷的方法：

◎ 在一天开始的时候，花 4 分钟时间吟诵你的一个人生目标或愿望。

◎ 来到户外某个安静的地方，默默地坐 4 分钟，只把注意力聚焦于周围的自然环境。

◎ 在 4 分钟的冥想中使用"唵"或"啊"这样的真言。

◎ 上床睡觉前安静地坐上 4 分钟，将注意力集中在你的呼吸上。

◎ 找个冥想的伙伴，每周至少在一起冥想 3 次，每次 4 分钟。

◎ 根据本章给出的指导，念诵 4 分钟的慈心禅，以此熟悉它的做法。在呼吸冥想与慈心禅之间转换，看你更喜欢哪一个。

冥想时大脑中发生了什么

因为神经科学家们天生的好奇心，以及冥想对各种神经状态，比如抑郁和其他情感障碍的有益影响引发了大众越来越强烈的兴趣，神经科学家开始探究，当我们冥想时大脑中发生了什么。是否存在可识别冥想状态的大脑"信号"？如果冥想真的改变了神经活动，那么这对我们控制自己的思维有什么启发？

引发神经科学家强烈研究兴趣的领域之一是，冥想时有节奏的同步大脑活动模式，这通常被称为脑电波。这些脑电波源自神经元网络同步放电产生的电信号。这些电活动模式放电的频率不一，有的非常缓慢，比如每秒钟 1～3

次，有的则非常快速。对于冥想，有些神经科学家对大脑中频率最高的脑电波之一特别感兴趣，也就是 γ 波。它发生的速度非常快，大约每秒钟 40 次。你可以把 γ 波想象成同步电活动构成的海浪，它们每秒钟 40 次地掠过大脑，协调着这些脑区的活动。神经科学家对 γ 波特别感兴趣，因为之前的研究显示，当人从事一系列高层次的认知活动时，比如视觉注意、工作记忆、学习和有意识知觉，不同脑区中的 γ 活动会增加。

关于 γ 波有一个著名问题，即捆绑问题。捆绑问题指的是，当分布广泛的许多不同脑区参与加工来自视觉、情感、嗅觉和记忆的信息时，大脑是如何形成了某个项目始终如一的表征。正如我们都知道的，我们并不是在一张张快照中感知和了解世界的。我们在了解和感知世界的过程中，视觉、情感和记忆并非在独立运作，相反，我们的知觉、想法和行动被无缝地整合在一起。神经科学家提出，为了实现这种无缝整合，我们需要一位"管弦乐编曲大师"来协调大脑所加工的知觉、行动、情感和记忆，而 γ 波可能就是这个"管弦乐编曲大师"。科学家检验了 γ 波可能有助于将所有脑区活动捆绑在一起的假设，这些大脑活动是对特定刺激（视觉、嗅觉、情感）做出的反应，这种捆绑使大脑能够形成一致而整合的表征。

人们认为冥想改变了整体大脑状态，也改善了注意力（注意力已经被证明与 γ 活动增加有关），因此研究冥想时的 γ 活动是有意义的。有一个研究团队便这样做了，他们的策略是检查冥想专家的大脑活动，看一看他们的大脑与控制组被试的大脑有什么区别。控制组被试只受过一周时间的基础冥想训练。冥想专家则是 8 位僧侣，他们在 15～40 年的修行期内进行了 10 000 个小时到 50 000 个小时的冥想练习，因此在冥想方面，他们是当之无愧的专家。实验主要比较了僧侣和新手冥想者在进行一种高级形式的冥想，即慈心禅时的脑电波模式，包括 γ 波。

　　神经科学家们想看一看僧侣和控制组被试在练习相同的冥想时脑电波模式是否存在差异。结果显示，其差异如同白天与黑夜。当然，相对于新手冥想者，僧侣大脑中存在更多的 γ 活动。事实上，僧侣们大脑中的 γ 活动水平高得离谱，其 γ 波是正常、非病态人群中所知最强的。这一发现说明，专家冥想者与新手冥想者之间确实存在显著差异。这些发现说明，僧侣们所经历的大量训练和冥想使得其 γ 活动显著增加，这可能体现为僧侣们拥有很高的觉知和意识水平。但是也有可能是僧侣们天生便具有较高水平的 γ 活动倾向，这使得他们比较容易从事深层冥想，进而驱使他们成为僧侣。换句话说，这些僧侣的脑电波可能天生就与众不同。虽然这项被广泛引用的研究并不能区分这些可能性，但其他随机对照研究比较了两组同样的被试进行冥想和不进行冥想的效果，研究结果证实，练习冥想确实能引起大脑改变。

基于目标的冥想与开放监控冥想

　　事实证明，虽然存在许多不同类型的冥想，但它们大致能够被分成两大类。第一类通常被称为专注式冥想，正如它的字面意义，这种冥想的核心是把注意力引导并保持在特定目标上。这是非常普遍的一种冥想形式，瑜伽课便常使用这种冥想。老师让你赶走所有杂念，把注意力集中在呼吸上。

　　第二种冥想形式比较高深，称为开放监控冥想。进行这种练习可以从专注冥想着手，先实现内心的平静，然后将注意焦点从某个目标（也就是你的呼吸）转向某种状态，比如转向仁慈和同情的状态。

　　为了开始修行慈心禅，首先你要在脑海中想象你所爱的某个人。我发现，想象婴儿的效果特别好。现在来体会喜悦感以及对婴儿无尽的爱。

如果婴儿或你所爱的人不能引发你的这些情感，那么可以试试小猫、小狗或其他小动物。

一旦慈爱与同情充满你的内心时，试着对其他人和事物也产生相同的情感。你可以先从简单的目标开始，比如你的挚友和家人，然后练习着将慈爱之情引导向陌生人，比如飞机上坐在你旁边的人或为你上菜的侍者。接下来是很困难的部分，将你的慈爱之情引导向你很难去爱，甚至憎恨的人。当然，最后这一步可能需要数月、数年，甚至一生的时间才能掌握。不过这没关系。

与慈心禅相伴的真言是："愿你幸福，愿你免于苦难，愿你获得喜乐与自在。"

在练习慈心禅时你可以把这些话送给你所想象的每一个人。祝你好运！

尽管僧侣与新手冥想者的 γ 波差异大得惊人，但这项研究没有提供关于冥想改变了哪些脑区的具体信息。γ 波研究也没有提供发出信号的脑区的准确信息。功能性磁共振成像研究有助于确定哪些脑区及其功能因冥想而发生了改变。有一项研究比较了至少有三年冥想经验的冥想者与不冥想者的大脑活动。该研究探查了被试在从事选择性注意力任务时他们的大脑活动是否存在差异。在任务中被试不得不快速地将注意力从一个事物转向另一个事物。令人吃惊的发现是，相对于控制组，冥想者在从事任务时其额叶的激活比较弱。乍看起来这似乎有违直觉，但其实是可以理解的。如果专家冥想者能够更好地控制自己的注意力，那么他们需要付出的努力会较少，因此较低的激活程度就可以完成快速转移注意力的任务。

　　但是就像我之前提出的问题，如果专家冥想者与新手之间的所有差异都源自专家冥想者天生的大脑结构就不同于其他人，那会怎样？（对于第 1 章的伦敦市出租车司机实验，我们也可以提出相同的问题。）为了解决这个问题，有一项研究以一组 21 岁到 70 岁的志愿者为研究对象，他们探索了每天 5 个小时持续数月的强化冥想训练与不进行训练对被试的影响。这些志愿者都很熟悉强化冥想练习，因此他们显然不是新手冥想者，尽管如此，这仍是一个设计良好的随机对照研究。研究者将被试随机分配到强化冥想组或不冥想组，由此判定强化练习能否改善其注意力和视觉辨别力。这项研究明确地显示，相对于控制组的被试，强化冥想组的被试在两类任务中的表现都有所改善。

　　另一项类似的随机对照研究则用功能性磁共振成像检查了被试在关注呼吸时的大脑活动。我们知道位于大脑侧面深处的脑岛与关注内在身体功能，例如呼吸或消化有关。研究显示，相对于不冥想者，呼吸冥想练习增加了脑岛皮层的活性。这只是越来越多这类研究中的两个例子，这些研究显示，相对于不进行冥想训练，冥想训练能够改变随机抽样人群的大脑活动。然而，为了充分描绘短期和长期冥想训练所引发的大脑改变的特点，我们还需要进行更多类似的研究。

　　其他冥想研究不仅用功能性磁共振成像研究了冥想对大脑活动模式的影响，而且就像对锻炼的研究一样，它们还检查了冥想对大脑体积的影响。例如一些研究报告称，不同种类的冥想会导致皮层体积的增加，即大脑体积会增加。还有一项研究项目的研究对象是练习慈心禅至少 5 年的人，研究者报告称，练习者右侧角回和海马旁回后部比较大，这些脑区与共情、焦虑、情绪有关。另一项研究则比较了专家冥想者和非冥想者，发现冥想者的右侧前脑岛、左侧下颞叶和右侧海马的体积较大。

另一项研究查看了 8 周的冥想对那些没有经验的冥想者的影响，结果发现，与冥想前相比，被试左侧海马和后扣带回的灰质增加了。

你也许会疑惑，为什么这些研究会发现冥想引发了不同的大脑改变。一个重要的原因就是，这些研究采用的是不同种类的冥想，这使得我们很难进行跨研究的直接比较。冥想的种类非常多，每一种都可能对大脑产生独特的影响。我们必须系统化地研究各种冥想，从而解决这个问题。这个挑战类似于研究不同形式的锻炼对大脑的影响。健走、在跑步机上跑步以及骑动感单车会带来怎样不同的大脑科学研究结果？研究发现，尽管证据显示锻炼和冥想最终都会使大脑产生积极的改变，但我们还需要做很多工作来确定各种不同形式的锻炼和冥想对大脑的不同影响。

总之，所有关于冥想的神经生物学研究让我们认识到了大脑不同寻常的方面。我们知道，有氧运动不仅能够改变身体的许多生理功能——从心率到呼吸、体温、肌肉活力、血管收缩和扩张水平，它还能使大脑产生惊人的改变。本章探讨的研究显示，你不用动手指就能看到大脑可塑性的影响。事实上，你需要做的只是一动不动地坐着，集中注意力，这便会引发大脑电活动、解剖结构和行为功能的显著改变。从某种意义上说，这些改变比锻炼引起的改变更令人吃惊、更有影响力。对我来说，这可能就是对大脑可塑性能够达到多么强的程度来说最意义深远的例证。

锻炼与冥想的较量

经常有人问我，锻炼和冥想哪个对大脑更有益。如果让有氧运动的原始力量与冥想钢铁般的平静面对面，进行不受形式限制的摔跤，会发生什么？事实上，这也是我不断自问的问题。我有严格的锻炼计划和不断增加的冥想练习。我感觉棒极了，想要去了解其中的原理。锻炼使我的哪部分大脑发生了改变？冥想使我的哪些脑区获益了？是否其中一种练习对我的大脑会更有益？首先需要强调的是，虽然我们能研究有氧运动对动物大脑功能的影响，但我们没办法研究冥想对动物的影响，因为它们根本不会冥想。基于这个原因，相比冥想时，我们对锻炼背后详细的细胞与分子机制知道得更多了。当然对冥想有利的事实是，这种存在了几千年的练习形式目前成了神经科学研究的热点。

斯坦福大学进行了一些研究，他们比较了锻炼和冥想的影响差异。其中一项研究比较了一种名为"正念减压疗法"的冥想方式与有氧运动在改善社交焦虑症患者情绪方面的差异。社交焦虑症是一种很常见的疾病，特点是患者非常害怕被别人评价，尽量避免社交或表演的情境。通过随机对照实验，研究显示，相对于控制组，冥想组和锻炼组的社交焦虑症症状会明显减少，幸福感明显提升。换言之，被试在锻炼或冥想之后对自己在幸福感指标上的评分比控制组被试的更高。在这些研究中，锻炼和冥想对社交焦虑症患者的情绪和幸福感似乎具有相似的影响。

尽管之前的研究显示，锻炼能够改善中老年人的注意功能，但后续研究显示，对于患有社交焦虑症的人来说，正念冥想可能是比锻炼更有效的改善注意功能的方法。在这项研究中，研究者比较了正念冥想与有氧运动对大脑的影响，他们用功能性磁共振成像判定，被试在调节对消极的自我信念所产生的情绪反应时，哪个脑区会被激活。这项研究的目的是：（1）判定哪种干预（锻炼或冥想）降低了被试对消极的自我信念的反应度；（2）观察被试在对这些消极陈述做出反应时，其大脑的活动模式。研究者发现，相对于锻炼组，练习正念冥想的社交焦虑症患者在试图调节消极的自我信念所引发的反应时，他们的消极情绪反应比较少（由他们自己来判断）。此外，科学家注意到，对调节注意很重要的冥想组顶叶的大脑活动比锻炼组的多。这些结果说明，冥想可以提升大脑中与注意功能相关的脑区，使社交焦虑症患者在面对消极的自我信念时能更好地调节自己的情绪。尽管这项研究的被试是社交焦虑症患者，但所有人都能从中获益，尤其是我们处于情绪化的情境中时。我们需要进一步研究，以判定接受冥想训练的正常的控制组被试是否也能获得相同的益处。

在这场锻炼与冥想的较量中，谁赢了？基于从人类研究中获得的数据，此刻我们只能说势均力敌，不分胜负。有证据明确地显示，这两种活动都对大脑有益，都能显著改善实验组患者和控制组的健康被试情绪。锻炼和冥想都能增大各种大脑结构，都对注意功能具有积极的影响。

我常常问自己，充分利用锻炼和冥想的积极作用的最佳方法是什么。若你想在锻炼计划中纳入有氧运动和正念练习，可以像我做的那样，一周上两次流瑜伽课，另外一周上两三次舞蹈课、跆拳道课或动感单车课。

所有这些组合意味着什么呢？

一周你应该练几次瑜伽，练几次冥想？你应该锻炼几次才能让自己的心率加快？为了获得最佳结果，多少次合适呢？是否存在进行练习的最佳时间？每次练习应该持续多长时间，才能让你的身体和大脑都得到提升？这些就是我问自己的问题。

我们还不知道这些问题的最终答案，但神经科学的证据显示，锻炼和冥想都对大脑有积极的作用。对我来说，每周分散着练习三次感觉最好。我会密切注意自己的感受。你可以尝试调配不同的锻炼形式，找到最适合你的方式。是的，科学会让这一切变得容易，我们正在朝着这个方向前进。好消息是，无论锻炼和冥想怎么组合，无论你选择什么风格、什么频率的锻炼和冥想，让你感觉最棒的便是适合你的。

在冥想中学会平和

在进行"啊"式冥想练习大约一年后，我准备再次去尝试下。我报名参加了迪帕克·乔普拉（Deepak Chopra）设计的 21 天冥想活动。这是一个在线的免费活动，听起来好像是复兴我的冥想大业的绝佳途径。我立即报名参加了。我还告诉我的朋友和上我锻炼课的学生们，我正在应对这个挑战，这样他们便能激励我。尽管获得了这些支持，但我很快又重蹈覆辙，在第三天就放弃了。我不喜欢听引导冥想者说的话，而且每天都有新人加入，我没办法熟悉任何人。在乔普拉的挑战中我失败了。

在 6~8 个月后，我又尝试了一次。这次我选择了另外一个为期 21 天的冥想活动，同样是乔普拉设计的，名叫"展现丰裕"。这个主题很吸引我，于是我报了名。结果进展很顺利，或许是因为这次乔普拉亲自带领我们完成所有的冥想，而我喜欢他那使人平和的声音。我还喜欢听他讲的故事。每种冥想都有对应的真言，也就是梵语词汇，可帮助我们集中注意力。乔普拉告诉我们每一个词的意义，让我们在整个冥想过程中重复这个词。我最喜欢的真言之一是 "sat chit ananda"，意思是"存在，觉知，极乐"。另一句我最喜欢的真言是 "om varunam namah"，意思是"我的生命与宇宙法则和谐一致"。

我想这两句真言之所以特别吸引我，是因为梵语的发音听起来很悦耳，而且意义美好。它们的发音和意义具有抚慰人心的作用。我发现自己能够很好地把注意力集中在这些真言上。它让我想起了在健身俱乐部上 intensati 课的时候，当时我发现它是真正能令我充满活力的锻炼形式。同样地，这些真言让我的冥想练习充满了活力，因为我对它们有感情。由此看出真言对我真的很有效。在完成 21 天的挑战时，我非常激动。对我来说，这还是第一次。当我自己再次从头开始练习冥想时，我发现它真的很适合我。距离僧侣达到的冥想状态，我还有很长的路要走，但我已经向着正确的方向迈出了脚步。

老实说，那时候我的意图很明确，就是想结识理想的男人，结识可以与我分享人生的伴侣。我有一份令人激动的工作、极好的社交生活，从与迈克尔分手的痛苦中恢复过来之后，我开始重新快乐起来。是时候去看看人生接下来会带给我什么了。我知道，我需要一位聪明、健康、爱社交、有活力的伴侣，他至少要和我一样喜爱美食，喜欢旅行和探索纽约市。在那时，我还知道自己需要一个精神生活丰富的男人，而这是迈克尔不感兴趣的方面。随着冥想练习程度逐渐加深，我继续在头脑中保持着寻找一个浪漫的恋爱对象的意图。接下来发生了一件奇妙的事情，我遇到了一个喜欢冥想的男人，而且他的身材真的很棒！

在和迈克尔分手后，有天我心血来潮地决定再次尝试约会网站。在网站上仔细查看了很多个星期后仍然一无所获，最后我发现了一个看起来很有趣的男人。他的个人简介充满魅力，他似乎也很聪明，而且显然是个身体强壮的人。他喜欢跳舞，这一点在我这里获得了两颗星，因为我非常喜欢跳舞，还从来没有和真正会跳舞的人约会过。我得知他名叫彼得，我们约好在我最喜欢的意大利酒吧里喝一杯。

我首先注意到的是，他和照片里非常像，也非常帅！我注意到的第二件事是，他非常平和镇定。我很快得知他曾进行过多年严格的冥想练习。我发现我们还有其他一些共同点：我们都曾在法国求学，他在那儿念了高中，而我上大三；我们都能说一口流利的法语，但平时却没有用法语交流的对象。到遇见他时我的法语已经相当生疏了，那天晚上和彼得用法语进行交流迫使我发掘出隐藏在大脑深处的法语词汇。除了法语说得好之外，彼得还很擅长音乐，他喜欢唱歌，还会弹吉他。自从认识弗朗索瓦之后，我心里便有一个地方对音乐人非常敏感，这是对彼得有利的另一件事。

在我们所有的共同兴趣中，最令我激动的是他也练习冥想。这或许就是他如此深沉平和的原因。我想尽可能地了解他，了解他的冥想练习以及他所散发出来的那种令人愉悦、舒适的气场。

彼得和我谈了一场旋风般的恋爱。在结束酒吧的第一次约会之后，他邀请我出去吃饭，伴着现场演奏的音乐跳舞，那是我所经历过的最有趣的约会之一。那次之后，我们又相约与我的一群朋友一起看舞蹈表演，然后吃便餐，晚上唱歌（大部分是他在唱，我在一边跟着哼唱）。彼得告诉我，他曾参加过一次瑜伽静修，发现了一位非常吸引他的老师，由此开始了灵修之旅。他的那位老师把灵性描述为一种生活方式。这段话打动了彼得，到我们相识时，他已经追随这位老师多年了。他和老师一起静修，读老师写的书，尽可能在日常生活中运用老师的教诲。

这些探讨促使我思考并表达出自己对灵修的看法，对我来说这是一种新的体验。在大多数有组织的冥想课程或其他冥想演示中，包括在瑜伽课程中总是会提到灵魂、宇宙或能量。与这种观点相一致的是，我发现冥想中蕴含着力量。对我来说，力量来自内心，来自感到自己正在发掘出一种宇宙能量，它连接着我和其他所有人。在我看来，这种体验本质上就是灵性体验。可以说，在那一刻我的修行还处于初级阶段。然而因为与彼得的交谈，我开始更多地思考我的灵性实践和我作为神经科学家的生活有什么联系。不，我没有实验证据能够证明在宇宙中存在着将我们连接起来的灵魂或任何特殊能量之源。我不确定我们是否有能力做这种实验来证明或驳斥这个观点。但是我确定知道的是，我会通过冥想继续探索灵性，看看它能把我带到哪里。

我觉得我的冥想练习是对灵性与真实本性的探索。我也许不能证明更宏大的宇宙能量的存在，或它的内在作用，但我仍对它会如何在我的生活中发挥作用感兴趣。从某种意义上说，这正是我处理科学问题的方法。我并不确切地知道锻炼会如何影响大脑功能，但我可以形成自己的假设，按照步骤系统地检验这些假设或观点。与之类似，我在形成一个有关灵性如何在我的生活中发挥作用的假设，虽然我没有做大规模实验，用随机对照研究的方式来检验这些观点，但我可以在自己的灵性实践中检验它们。从本质上看，我对锻炼如何影响大脑的研究，对冥想与灵性的探索都反映了我对生命本质和体验的好奇。

在进行了这些关于冥想的交谈之后，彼得和我终于开始一起冥想了。虽然我很享受早晨一个人的冥想时间，但也很喜欢与一大群人一起冥想，就像在瑜伽课结束时冥想或在冥想静修室中那样。当我和彼得一起冥想时，那感觉和满满一屋子冥想者在一起时不同，但也不同于独自冥想。他的存在不知怎么让我的冥想变得更深入了。当他开始冥想时，显然任何事物都无法干扰他。同样明显的是，他的注意力转向了我。

我们开始约会的几周之后，彼得和我决定旷工，一起去科罗拉多州滑雪。他滑得非常棒，尽管第一天中间时我犯了一阵严重的恐高症，不过我很快恢复了过来。那次和他一起滑雪比之前的任何滑雪都更有趣。

我们的关系进展顺利。他英俊、强壮、聪明，注重精神修养，而且舞跳得很棒。我还能再要求什么呢？我们在很多方面都相处融洽。

但是在另外一些方面我们似乎并不和谐，他如僧侣般的举止对冥想场合来说是极好的，但会显得过于独立，甚至接近冷淡。有时我们可以聊得很好，令我着迷，有时候却觉得很难找到话说。不是因为他无趣，而是因为他想要的交流程度并不总和我一样。这种情况会让我感到孤独，想要更多地与他交谈。

更重要的是，仅仅几个月后我便意识到，虽然我们有很多共同的兴趣，我欣赏他的很多品质，但我不爱彼得。我只是喜欢他而已。我问自己，如果在恋爱关系这么早期的阶段，就希望他有所改变，那意味着什么。如果我并不真的爱他并且希望他不同于现在的样子，那我认为是时候采取行动了。

我把自己的感受告诉了彼得，他非常宽容且彬彬有礼，他说他很感谢我的坦诚。

我确信这是一个正确的决定，因为至今彼得和我仍是好朋友。我必须承认，与彼得的这场分手是我人生中最成熟的一次分手经历。这是有原因的。我想是我的冥想练习开始有效果了，我发现，冥想正在改变我应对世界的方式，这种改变体现在三个方面。第一个方面是，我变得更自知、更有主见了。我更加清楚地知道自己真正重视什么，想在一生中获得什么。公平地说，这种领悟可能源自冥想与锻炼的结合，外加生活经验。但是冥想时安静的内省帮助我改进了自我觉知能力。感激伴随着更清晰的觉知而来，我感激生活带给我的一切，从获奖、社会认可到可爱的朋友们，再到所有带给我快乐的事情，比如冥想、茶、锻炼、在城市中漫步或找到一家新餐馆。

我曾经把人生中大把的时间用在竭尽努力和意志力地追求目标上。一开始我的目标是建立一流的实验室，获得终身教职，后来我的目标是让生活重新恢复平衡，开始锻炼。冥想不仅使我对重新平衡的生活所带来的益处心存感激，而且使我意识到，我可能不需要付出那么大的努力就能引发这些改变。我花了相当长的时间才吸取了这条经验教训。它与我之前所了解的世界运转方式相违背。我的旧观念是：为了得到你想要的东西，必须努力工作，百分之百地投入，因为没有人会帮助你。我的新观念是：**享受你所拥有的，寻找可告诉你接下来要去往何方的迹象，一路上你都会得到帮助。**

第二个方面是，冥想改变了我的世界观，它帮助我活在当下。正如我在第 7 章中描述的，锻炼首先使我意识到要聚焦于当下，但只有通过经常性的冥想我才真正开始掌握了这种技能。在过去的人生中，我一直聚焦于未来的目标，尽我所能地实现那个目标，我从来不留给自己活在当下、欣赏当下的时间。现在我能够注意到什么时候人们是真正活在当下的，他们的存在状态与那些我们常见的心不在焉、不断查看手机的人的状态形成了鲜明的对比。活在当下的人就在那里，他们专注而仔细聆听。他们全然活在当下，我们则不习惯看到、感受到这种状态。当然，我不能始终活在当下，但对于自己是否活在当下我变得更加敏感了，我活在当下的时间正在逐渐增多。

第三个方面是，冥想影响了我的生活，这也可能是最重要的方面，即它给我的生活带来了更多同情。这种改变始于慈心禅。我承认，一开始我的目标是给予世界更多的同情和慈悲。换句话说就是，成为一个仁慈的人。但我逐渐意识到，那根本不是慈心禅发挥作用的方式。相反，我首先需要将慈心禅聚焦于自身。我发现这样做非常困难，甚至比对其他人充满仁爱与同情更困难。我意识到，长期以来我对自己是多么苛刻，我总认为自己工作不够努力，事业不够成功。冥想给我带来的最意义深远的事情之一就是，它会让我在一段时间内心态平和，在这段时间里我可以思考如何给予自己以慈爱与同情。通过冥想，我懂得了如何以前所未有的程度爱自己、信任自己。是的，我变得更自信、更快乐了，因为我拥有了更多的朋友、更平衡的生活。信心和快乐同样根植于我的自我肯定中。这对我来说意义重大，我猜想，对许多人来说也是如此。

在某个时刻，我会问自己，我对自己满意吗？我给自己的回答是，我允许我对自己满意。很长时间里我一直在用外部标准来衡量自己是否成功，自我肯定就这样消失了。冥想练习改变了我只用外部标准评判自我价值的做法，我开始用自己的标准来衡量我到底有多成功，多幸福，下一步我要做什么。只有当我真的爱自己、欣赏自己时，我才能把慈爱与同情转向周围的世界。爱自己和他人让我改变了看待世界的方式，世界不再是富有成果但纠结混乱的生存之所，而变成了可以信步其中的可爱花园。

这听起来好像我把太多个人改变的功劳归给了冥想，但不要忘了，我花费了很多年时间来改变生活的诸多方面，从如何分配时间到改变身体的感受方式，再到培养大脑 – 身体连接。我已经为冥想将给我带来的下一步改变做好了准备。我的大脑为可塑性做好了准备，冥想似乎促成了这一切。

由于这种新型的自爱，我的行为发生了怎样的改变呢？欣赏、信任、爱自己教会我如何更好地欣赏、信任及爱他人。现在我知道，即使像分手这样困难而痛苦的事情也可以成为爱的行动。和彼得的分手正是如此，这种爱的行动让我有了一位好朋友，我在生活中不断支持着他。由此也引发了一个关于如何研究冥想的更加有趣的问题。或许你注意到了，这类自我价值或自爱方面的改变从来没有在有关冥想的神经生物学研究中被提及。这些研究针对的是与冥想有关的脑电波或解剖结构的改变。从神经科学的角度来看，以这些衡量标准作为研究的起点完全没问题，但我自己的冥想经历告诉我，对于大脑和冥想，有更深刻、更复杂的问题值得探究。我所经历的改变都是大脑可塑性方面的例子，而且似乎具有神经生物学的基础。

与提升自爱和自我接纳有关的神经网络是什么？当自我评判系统从外部模式转变为内部模式时，大脑中发生了什么？我的冥想练习是多种不同种类冥想的混合，包括韦恩·戴尔的"啊"式冥想、迪帕克·乔普拉的冥想活动以及慈心禅。那么每种冥想都发挥了什么样的作用？顺便提一下，我的混合式冥想风格与已发表的冥想研究风格类似，这种跨种类的冥想练习比较非常困难。所有这些既说明，在冥想对大脑功能的影响方面还有很多值得研究的，也说明，未来研究所面临的挑战非常巨大。

重拾尘封 28 年的大提琴

你也许会问自己，当某人通过冥想开始活在当下并变得更爱、欣赏自己时，发生了什么事情。答案在于，那个人的觉知得到了提升。有时这会给人带来解脱感。下面我会描述这样一个美好的例子。

故事开始于我试图清理掉代表过去人际关系的所有旧东西，为美好的新关系开辟道路。我邀请朋友伊涅萨·弗莱林克曼（Inessa Freylekhman）来帮忙。她提议一起查看放在架子和桌子上的物品，她问我这些东西是否代表了需要被抛弃的旧关系，或者是否代表了积极的新记忆。事实证明，我保存了很多旧日关系的纪念品。弗莱林克曼建议我为这些东西找个新地方。我在墙上和架子上保留的小玩意儿和纪念品的数量令我震惊，找到可以清理的东西后，我感到非常轻松。

接下来我们开始收拾我的柜子，那是一个巨大的步入式衣帽柜。当我打开柜子，首先映入眼帘的是一把装在盒子里的大提琴，它占据了衣柜中一大块宝贵的空间。那是多年前在法国时弗朗索瓦送给我的大提琴。弗莱林克曼问我那是什么，我跟她解释了原委。她问我是否经常演奏它，我回答说："不。"

然后她问我是否想保留它，我却突然出乎意料地哭起来。

她温柔地问我怎么了。

我告诉她，这些年来我一直为接受这把大提琴感到内疚，我从来没有演奏过它。我觉得自己不配得到它，它让我觉得自己令人讨厌，完全不配得到这么好的礼物。我的内疚中包含着对多年前在电话里用可怕的方式和弗朗索瓦提出分手的记忆。这些年来无论搬到哪里，我都带着这把让我充满负罪感的大提琴，既没有时间演奏它，也不忍心扔掉它。这些年来我甚至没有想到过它，然而它就在那里，在此刻它令我泪流不止。

我决定把它送人，这样它至少还能发挥些作用。弗莱林克曼认为这是个好主意。

我向所有我们找出来的东西说再见，甚至比我自己能找出来的还多一些，并且给它们安置了新家。我的住所变得更清爽、更整洁了。我喜欢这样。

接下来我开始处理大提琴。我得知一位同事的女儿想要一把新的大提琴，于是我热情地送给了她。我很高兴有人能使用它。他们找人对大提琴做了检查，当时我发现，那把大提琴在关键的位置有一个大裂缝。朋友的女儿不能用它。

后来我得知，我的一名研究生认识一个需要旧大提琴的青年管弦乐队。这似乎是那把大提琴的好归宿。他们不接收破损的大提琴，但如果我修好它，他们会很乐意要它。那名学生甚至还告诉了我他最喜欢的大提琴修理师的名字。

对于实施捐献计划，我已经万事俱备。

但是接下来我做了一件非常不像我往日风格的事情。

我没有捐出大提琴。

因为我无论如何都抽不出时间给大提琴修理师打电话。当我意识到出了什么问题时，已经过去几个月了。我发现自己依然不能把宝贵的大提琴捐给需要它的孩子们。

大提琴还放在我的衣柜里。

后来某个周末，我与朋友吉娜到充满异国情调的长岛北福克品尝葡萄酒。她听说那里的葡萄酒非常棒，我们都需要远离城市休息一下，于是我们来到了一个提供住宿与早餐的可爱的小旅馆共度周末。她有一个夏日旅行的好计划，她的朋友推荐了一家位于法国波尔多的美妙旅馆。旅馆位于一片葡萄园中，可以游览整个种植园，费用不算很贵，还包括餐饮。我跟她说，我的前男友就在波尔多，从大学毕业后就再也没联系过。

她说，在波尔多住一段时间肯定会很美妙，我还可以去拜访弗朗索瓦，向他问好。我没有明确表态，因为整个谈话让我意识到了一件非常重要的事情。

是的，我确实想再和弗朗索瓦聊一聊，但不是在波尔多之旅中。我意识到，我应该打电话给他，对他表示感谢，不仅感谢他送我大提琴，还要感谢在法国时他陪我度过的那一年。我知道我该做什么。

当我们从长岛回到纽约后，我在谷歌上搜索"波尔多的钢琴调音师"，并没有什么发现，直到我开始查看图片，发现了一张他在给钢琴调音的照片。他看起来老了一点，但那肯定是他。我发现，他在为一间录音棚工作，第二天早晨我 5 点就醒了，我准备给录音棚打电话，找他聊一聊。

在电话铃响第三声时，一个男人接起了电话，我用生疏的法语问弗朗索瓦在不在。

他说："不在。"

我问："哦，他在这里工作吗？"

他说："只有在我们需要钢琴调音师的时候。"

这么说他确实认识弗朗索瓦！

我解释说，我是弗朗索瓦的一个老朋友，住在美国，想和他取得联系，问他是否能给我弗朗索瓦的电话号码。

他说自己有弗朗索瓦的电话号码，但在店里，而现在他是在家里。他让我 30 分钟后再打过去。

我向他表示了感谢，然后回到床上打盹。

大约 45 分钟后我再次打电话过去，没人接。

这一次我本希望能和弗朗索瓦通话，因此当没人接电话时，我几乎崩溃了。

我告诉自己应耐心一些，我吃了点儿早餐，又等了大约 30 分钟。

我的坚持不懈终于没有白费，当我再打过去的时候，那个人接了电话，我得到了弗朗索瓦的手机号。录音棚的那位男士很好心，他至少重复了 4 次电话号码以确保我记对了。我对他表示感谢，然后挂断了电话。

我没有给自己留时间思考我已经 28 年没跟弗朗索瓦说过话这件事了，因此便没有临阵退缩。我马上拨打了弗朗索瓦的号码，等待着。

第二声铃响时有个人接起电话。

我问道："是弗朗索瓦吗？"

他说："是的，是我。"

我说："哦，我是你身在美国的老朋友，温蒂·铃木。"

他说："你好！"

我说："你听到我的电话好像不怎么吃惊！"

他说录音棚的朋友已经给他打了电话，告诉他有一个美国女人找他。他说我是他认识的唯一的美国女人，因此他想，打电话的人可能是我。

我们都笑了起来，我们愉快地聊了彼此的家庭和生活。他结婚了，育有两个女儿，家庭美满。我简单地说了说我的家庭和生活。

他问起了我的大提琴。我很高兴也同时如释重负地告诉他，大提琴很好。

我抓住这个时机，说出了我打电话的真正原因。我吸了一口气说道，因为大提琴我才意识到自己从来没有好好地感谢过他，感谢他带给我一段重要的人生经历。我告诉他，与他一起度过的那一年对我来说是多么特殊。我告诉他（当时我嗓子里好像堵着一大块东西）我打电话就是为了对他说声"谢谢你"。

他沉默了一段时间。

他只说了句："谢谢，温蒂。"

他说分手时自己非常难过，那一年对他来说也意味着很多。他说他很高兴这么多年后我们能再次取得联系。我们约定通过电子邮件保持联系，然后互相祝福，之后挂断了电话。

这是我在生活中获得解脱的终极事例。

与弗朗索瓦的交谈彻底消除了我 28 年来的一个巨大的精神负担。我必须承认并感谢那年弗朗索瓦带给我的一切，以及所有展现在我眼前的美好新事物，这使我能充分地欣赏任何进入我生活的新人。那次交谈及最近一次的整理使我的公寓里充满了新的光彩和能量，我能感觉到它们。这也促使我修理了那把漂亮的大提琴，我让它在客厅里占据了全新的荣耀位置。很快我报名参加了大提琴课，同时我还重新学习了如何调音以及弹奏音阶。这让我每次看到它都会微笑。

是的，我真的准备好了享受接下来会发生的任何事情。

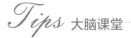 大脑课堂

冥想对大脑功能的影响

◆ 与新手冥想者相比，专家冥想者大脑会产生更高水平的 γ 波。γ 波与意识的某些衡量标准有关。

◆ 专家冥想者大脑中对注意功能至关重要的脑区能够更有效地运作。

◆研究显示，经过 8 周冥想练习后，新手冥想者大脑前部的脑电波信号会变强。

◆研究报告称，长期冥想能够增加不同脑区的体积。

◆冥想能够改善社交焦虑症患者的情绪。

◆对于患有社交焦虑症的被试，冥想能够改善他们在情绪化情境中的注意力。

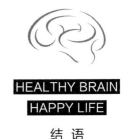

成就最佳版本的自我

在这本书中，我分享了一些有意义的洞见，其中大多数来自我对自己大脑进行的可塑性实验。我可以确信的一件事情是，大脑可塑性赋予了我们巨大的能力，使我们能够变成最佳版本的自己。通过写作这本书，我认识到自己在内心深处依然是那个喜欢百老汇和数学的小女孩。我经历了人生中很多不同的阶段，从秘而不宣的百老汇歌剧女主角到非常害羞但学习刻苦的高中生，到游学国外的大学生，再到心无旁骛的工作狂。所有这些阶段都是我，只是不同版本的我。我曾经非常讨厌高中时那个腼腆的书呆子形象的我，以及一心想获得终身教职、疯狂工作的胖助理教授的我。现在我承认，她们都是我。今天我是一个生活平衡、快乐、有目标、乐观的女人。那些版本都是我，但并不意味着我不想继续改变和成长。现在我知道，从生活完全失衡的神经科学家到快乐、平衡的女人的转变源自：（1）我有改善自己的明确愿望；（2）我坚持不懈、刻苦努力，包括会进行大量的运动；（3）我自己的大脑可塑性。

最激动人心的是，**任何人都可以参照这些来改变自己的人生。**它始于做出改变的内在愿望，其他关键成分是，需要一点点的神经科学知识来为你指引正确的方向。在这本书中，我已经尝试着为你提供了你所需的工具，通过有氧运动和"有意锻炼"来启动大脑的可塑性，从而帮助你改善记忆、注意、情绪，恢复对生活的热情。如何运用大脑可塑性，包括如何把它运用到生活的各个方面，那将是你自己独特的创造。

今天的我是有生以来最佳版本的我。锻炼使我以前所未有的方式将头脑、身体和灵魂协调一致。在继续探索如何更好地服务于这个世界的过程中，我看到了这些改变的影响力。我还没有完成彻底的改变，绝对没有。我知道，在接下来的人生中我将不断形成自己独特的创造形式，继续探索、成长和改变。

我希望读者们可以运用这本书开启自己非凡的大脑可塑性探索，成就自己所能成为的最佳版本的自我。

祝你们拥有健康的大脑，幸福的人生。

温蒂·铃木

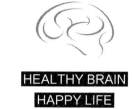

HEALTHY BRAIN
HAPPY LIFE

致 谢

感谢我的合著者比利·菲茨帕特里克，感谢她的慷慨大方，感谢她的指引、支持以及卓越的写作技巧。她在寻找故事的核心方面具有惊人的能力，如果没有她，我不可能写成这本书。

感谢珍德尔（Yfat Reiss Gendell），她是我所见过的最好的图书代理，感谢她在出版方面的知识、技能和智慧。与她合作真是荣幸。

我还要感谢凯莉·桑顿（Carrie Thornton）杰出的编辑技能。她提出的每个建议都有助于让这本书的重点更突出。

感谢我的朋友们、学生们以及一直鼓励、支持我的老师们。

感谢告诉我应该如何服务于这个世界的每一个灵魂。

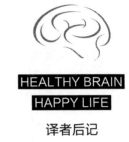

　　我一边翻译这本书一边在想，这简直是位励志姐啊。不要看到"大脑"两个字就却步，这本书与我以前翻译过的关于大脑的书非常不同。这里有没有神经科学方面的知识？有，但你不会觉得枯燥难懂，不会在好不容易啃完后还不禁问，跟我有什么关系。

　　这本书的主线是作者的成长、发展和蜕变。受到父亲的影响，作者小时候梦想成为百老汇的歌剧明星，但梦想只是梦想。上学后她成了数学超好、喜爱科学的学霸，虽然作者说自己是个书呆子，但你的脑海里不要浮现出一个戴着眼镜、动作笨拙的女孩形象。温蒂·铃木是学校网球队的队员，每年夏天都参加网球夏令营，我相信，这为她在40多岁时重新培养对运动的兴趣和习惯奠定了基础。高中时期的温蒂只是缺少社交和约会，其实同样的情况对中国高中阶段的莘莘学子来说，也没有什么丢人的，或者说很正常啊。

　　学霸如愿以偿地进入了一流名校加州大学伯克利分校，大学前两年依然是学习、学习，再学习，没有男朋友，没有任何浪漫的邂逅。在大学第三年，作者参加了去法国的游学项目，遇到了她的初恋。运气还能不能更好？初恋发生在浪漫的法国，初恋男友是帅气浪漫的音乐人，他们两个人度过了一年美好的神仙眷侣时光。而回国继续完成学业的时刻到了，两个年轻人不得不分开，但他们为未来做了不切实际的打算。在这个关键时刻，训练有素的科学家头脑最终战胜了感性，温蒂和初恋男友提出分手。

　　此后温蒂便进入了疯狂的工作模式，发表无数论文，争取各种研究基金，建立并运作自己的实验室，为终身教职奋斗不息。她获得了很多奖项和荣誉，成为业界标杆性的人物，年纪轻轻便成为纽约大学的终身教授。但是有一天早晨她醒来发现，自己没有什么朋友，没有爱情，和父母关系也不亲密，除了工作不知道和别人聊什么。由于长期缺乏锻炼及不健康的饮食，温蒂变得越来越胖，体重超了 10 公斤。另外，在一次漂流活动中温蒂发现，自己的力气小得可怜，还不如60 多岁的老人有力气。她下定决心改变这一切。

这是温蒂的故事中最励志的部分。有多少人想养成锻炼的习惯，但都失败了；多少人想减肥，也失败了；多少人想改变生活状态，仍失败了。但是一切都难不倒温蒂，她想做的事情都做成了。难道是因为她研究大脑，比一般人更懂得用大脑来管理行为吗？也许吧。温蒂把自己的改变称为大脑可塑性实验。她将自己的经历与神经科学知识结合起来，为读者提供了一些方便易用的小工具，也就是"4分钟快速健脑"。读者可以根据自己的情况和目标，选择适合自己的工具，组合成自己独特的"配方"，向着目标努力。大脑具有可塑性，虽然我们不可能无限地改造大脑，但至少可以成为最好的自己。了解自己，了解大脑，从而开启幸福人生。

最后，感谢冯征、王璐、赵丹、徐晓娜、卫学智、张宝君、郑悠然和王彩霞在翻译过程中给予我的支持与帮助。

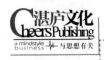

湛庐，与思想有关……

如何阅读商业图书

商业图书与其他类型的图书，由于阅读目的和方式的不同，因此有其特定的阅读原则和阅读方法，先从一本书开始尝试，再熟练应用。

阅读原则1 二八原则

对商业图书来说，80% 的精华价值可能仅占 20% 的页码。要根据自己的阅读能力，进行阅读时间的分配。

阅读原则2 集中优势精力原则

在一个特定的时间段内，集中突破 20% 的精华内容。也可以在一个时间段内，集中攻克一个主题的阅读。

阅读原则3 递进原则

高效率的阅读并不一定要按照页码顺序展开，可以挑选自己感兴趣的部分阅读，再从兴趣点扩展到其他部分。阅读商业图书切忌贪多，从一个小主题开始，先培养自己的阅读能力，了解文字风格、观点阐述以及案例描述的方法，目的在于对方法的掌握，这才是最重要的。

阅读原则4 好为人师原则

在朋友圈中主导、控制话题，引导话题向自己设计的方向去发展，可以让读书收获更加扎实、实用、有效。

阅读方法与阅读习惯的养成

（1）回想。阅读商业图书常常不会一口气读完，第二次拿起书时，至少用 15 分钟回想上次阅读的内容，不要翻看，实在想不起来再翻看。严格训练自己，一定要回想，坚持 50 次，会逐渐养成习惯。

（2）做笔记。不要试图让笔记具有很强的逻辑性和系统性，不需要有深刻的见解和思想，只要是文字，就是对大脑的锻炼。在空白处多写多画，随笔、符号、涂色、书签、便签、折页，甚至拆书都可以。

（3）读后感和 PPT。坚持写读后感可以大幅度提高阅读能力，做 PPT 可以提高逻辑分析能力。从写读后感开始，写上 5 篇以后，再尝试做 PPT。连续做上 5 个 PPT，再重复写三次读后感。如此坚持，阅读能力将会大幅度提高。

（4）思想的超越。要养成上述阅读习惯，通常需要 6 个月的严格训练，至少完成 4 本书的阅读。你会慢慢发现，自己的思想开始跳脱出来，开始有了超越作者的感觉。比拟作者、超越作者、试图凌驾于作者之上思考问题，是阅读能力提高的必然结果。

扫码关注湛庐文化，
回复"阅读"
这5种方法，让读过的书变成你的影子

[特别感谢：营销及销售行为专家 孙路弘 智慧支持！]

≠ 我们出版的所有图书，封底和前勒口都有"湛庐文化"的标志

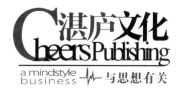

并归于两个品牌

≠ 找"小红帽"

为了便于读者在浩如烟海的书架陈列中清楚地找到湛庐，我们在每本图书的封面左上角，以及书脊上部47mm处，以红色作为标记——称之为**"小红帽"**。同时，封面左上角标记**"湛庐文化 Slogan"**，书脊上标记**"湛庐文化 Logo"**，且下方标注图书所属品牌。

湛庐文化主力打造两个品牌：**财富汇**，致力于为商界人士提供国内外优秀的经济管理类图书；**心视界**，旨在通过心理学大师、心灵导师的专业指导为读者提供改善生活和心境的通路。

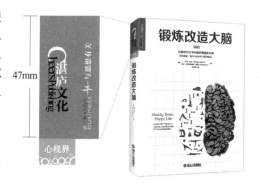

≠ 阅读的最大成本

读者在选购图书的时候，往往把成本支出的焦点放在书价上，其实不然。

时间才是读者付出的最大阅读成本。

阅读的时间成本=选择花费的时间+阅读花费的时间+误读浪费的时间

湛庐希望成为一个"与思想有关"的组织，成为中国与世界思想交汇的聚集地。通过我们的工作和努力，潜移默化地改变中国人、商业组织的思维方式，与世界先进的理念接轨，帮助国内的企业和经理人，融入世界，这是我们的使命和价值。

我们知道，这项工作就像跑马拉松，是极其漫长和艰苦的。但是我们有决心和毅力去不断推动，在朝着我们目标前进的道路上，所有人都是同行者和推动者。希望更多的专家、学者、读者一起来加入我们的队伍，在当下改变未来。

湛庐文化获奖书目

《大数据时代》
　　国家图书馆"第九届文津奖"十本获奖图书之一
　　CCTV"2013中国好书"25本获奖图书之一
　　《光明日报》《2013年度《光明书榜》入选图书
　　《第一财经日报》2013年第一财经金融价值榜"推荐财经图书奖"
　　　2013年度和讯华文财经图书大奖
　　　2013亚马逊年度图书排行榜经济管理类图书榜首
　　《中国企业家》年度好书经管类TOP10
　　《创业家》"5年来最值得创业者读的10本书"
　　《商学院》"2013经理人阅读趣味年报·科技和社会发展趋势类最受关注图书"
　　《中国新闻出版报》2013年度好书20本之一
　　　2013百道网·中国好书榜·财经类TOP100榜首
　　　2013蓝狮子·腾讯文学十大最佳商业图书和最受欢迎的数字阅读出版物
　　　2013京东经管图书年度畅销榜上榜图书,综合排名第一,经济类榜榜首

《牛奶可乐经济学》
　　国家图书馆"第四届文津奖"十本获奖图书之一
　　搜狐、《第一财经日报》2008年十本最佳商业图书

《影响力》（经典版）
　　《商学院》"2013经理人阅读趣味年报·心理学和行为科学类最受关注图书"
　　　2013亚马逊年度图书分类榜心理励志图书第八名
　　《财富》鼎力推荐的75本商业必读书之一

《人人时代》（原名《未来是湿的》)
　　CCTV《子午书简》·《中国图书商报》2009年度最值得一读的30本好书之"年度最佳财经图书"
　　《第一财经周刊》· 蓝狮子读书会·新浪网2009年度十佳商业图书TOP5

《认知盈余》
　　《商学院》"2013经理人阅读趣味年报·科技和社会发展趋势类最受关注图书"
　　　2011年度和讯华文财经图书大奖

《大而不倒》
　　《金融时报》· 高盛2010年度最佳商业图书入选作品
　　美国《外交政策》杂志评选的全球思想家正在阅读的20本书之一
　　蓝狮子·新浪2010年度十大最佳商业图书,《智囊悦读》2010年度十大最具价值经管图书

《第一大亨》
　　普利策传记奖,美国国家图书奖
　　2013中国好书榜·财经类TOP100

《真实的幸福》
　　《第一财经周刊》2014年度商业图书TOP10
　　《职场》2010年度最具阅读价值的10本职场书籍

《星际穿越》
　　国家图书馆"第十一届文津奖"十本奖获奖图书之一
　　　2015年全国优秀科普作品三等奖
　　《环球科学》2015最美科学阅读TOP10

《翻转课堂的可汗学院》
　　《中国教师报》2014年度"影响教师的100本书"TOP10
　　《第一财经周刊》2014年度商业图书TOP10

湛庐文化获奖书目

《爱哭鬼小隼》
国家图书馆"第九届文津奖"十本获奖图书之一
《新京报》2013年度童书
《中国教育报》2013年度教师推荐的10大童书
新阅读研究所"2013年度最佳童书"

《群体性孤独》
国家图书馆"第十届文津奖"十本获奖图书之一
2014"腾讯网·啖书局"TMT十大最佳图书

《用心教养》
国家新闻出版广电总局2014年度"大众喜爱的50种图书"生活与科普类TOP6

《正能量》
《新智囊》2012年经管类十大图书,京东2012好书榜年度新书

《正义之心》
《第一财经周刊》2014年度商业图书TOP10

《神话的力量》
《心理月刊》2011年度最佳图书奖

《当音乐停止之后》
《中欧商业评论》2014年度经管好书榜·经济金融类

《富足》
《哈佛商业评论》2015年最值得读的八本好书
2014"腾讯网·啖书局"TMT十大最佳图书

《稀缺》
《第一财经周刊》2014年度商业图书TOP10
《中欧商业评论》2014年度经管好书榜·企业管理类

《大爆炸式创新》
《中欧商业评论》2014年度经管好书榜·企业管理类

《技术的本质》
2014"腾讯网·啖书局"TMT十大最佳图书

《社交网络改变世界》
新华网、中国出版传媒2013年度中国影响力图书

《孵化Twitter》
2013年11月亚马逊(美国)月度最佳图书
《第一财经周刊》2014年度商业图书TOP10

《谁是谷歌想要的人才？》
《出版商务周报》2013年度风云图书·励志类上榜书籍

《卡普新生儿安抚法》(最快乐的宝宝1·0~1岁)
2013新浪"养育有道"年度论坛养育类图书推荐奖

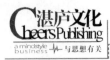
延伸阅读

《运动改造大脑》

◎ 风靡全球的畅销读物，领跑网站书榜、引爆《纽约时报》畅销榜单，全球12个国家和地区正在流行，令120 000人受益的生活新方式。

◎ 首度公开革命性的大脑研究，通过真实的案例与亲身经历、上百项科学研究证实，运动不只能锻炼身体，还能锻炼大脑，改造心智与智商，让你更聪明、更快乐、更幸福！

◎ 源自哈佛医学院20年潜心研究，给运动多个理由！

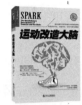

扫码直达本书购买链接

《健康生活，从善待大脑开始》

◎ 拒绝小肚腩、屏幕脸、沙发臀、压力心的好方式，就是善待你的大脑。全美销量超过20万册，连续16周荣登《纽约时报》畅销书榜单，美国家喻户晓的脑健康专家最畅销作品。

◎ 亚蒙博士超20年的临床实践，提供15种可行易用的解决方案，40个营养补充剂方案，让大脑与身体联动起来，激发你的力量，塑造你的身体。

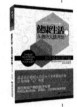

扫码直达本书购买链接

《幸福人生，从善待大脑开始》

◎ 改变千万人生活、热销10年的科学用脑书，将抑郁、分心、焦虑、暴力、婚姻危机赶出你的生活。

◎ 作者详细解释了大脑是如何工作的，当出错时，大脑发生了什么，以及如何优化大脑的功能。让你在人际关系、工作、学业，以及对自身的认识和感受上更加成功，拥有更完美的人生。

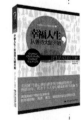

扫码直达本书购买链接

《神经科学讲什么》

◎ 一本帮你审视所有关于大脑、认知、意识研究的思维指南，带你认识当前备受关注的火爆学科——神经科学的一切！彻底改变你对科学的思考方式！

◎ 我们正处在自我理解的历史转折点上，神经科学即将揭开大脑的奥秘。实验、推理、质疑、批判？这里不提供一站式答案，你将挑战遍布大脑研究领域中最流行的基本假说。

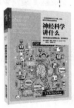

扫码直达本书购买链接

图书在版编目（CIP）数据

锻炼改造大脑 /（美）铃木，菲茨帕特里克著；黄珏苹译 . —杭州：
浙江人民出版社，2017.6

ISBN 978-7-213-08018-0

Ⅰ.① 锻… Ⅱ.① 铃… ②菲… ③黄… Ⅲ.①大脑 – 普及读
物 Ⅳ.① R338.2

中国版本图书馆 CIP 数据核字（2017）第 096872 号

上架指导：健身运动 / 心理学

浙 江 省 版 权 局
著作权合同登记章
图 字：11-2017-56 号

锻炼改造大脑

［美］温蒂·铃木　比利·菲茨帕特里克　著

黄珏苹　译

出版发行：浙江人民出版社（杭州体育场路 347 号　邮编　310006）

市场部电话：（0571）85061682　85176516

集团网址：浙江出版联合集团　http://www.zjcb.com

责任编辑：蔡玲平　尚　婧

责任校对：戴文英

印　　刷：河北鹏润印刷有限公司

开　本：720 mm × 965 mm 1/16　　　印　张：15.5

字　数：198 千字　　　　　　　　　插　页：3

版　次：2017 年 6 月第 1 版　　　　　印　次：2017 年 6 月第 1 次印刷

书　号：ISBN 978-7-213-08018-0

定　价：52.90 元

如发现印装质量问题，影响阅读，请与市场部联系调换。